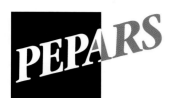

編集企画にあたって…

　高齢化と糖尿病などの生活習慣病の蔓延，透析患者の増加などから形成外科医が，下肢潰瘍を診察する機会が多くなりました．整容性と機能性を重んじ，再建手術を行ってスパッと創が治癒することを好む形成外科医にとって，下肢潰瘍は悩みの種でもあります．

　難治性創傷領域の一分野である下肢潰瘍に対する治療は，wound bed preparation の進歩，カテーテルによる血管内治療(EVT)の進歩，NPWT の進歩などによって刷新されつつあります．これらの治療の変革によって下肢潰瘍も，機能性と再建術で治療が可能となってきました．重症下肢虚血においては，ここ 10 年間で，治療のゴールが，血行再建の成功，切断回避，創傷治癒，歩行というようにより機能的な方向へ変化しています．

　下肢潰瘍に関与する診療科は形成外科，皮膚科，血管外科，外科，循環器内科など様々です．下肢潰瘍において他の診療科と比較した場合の形成外科の強みは，①マイクロサージェリーができること，②血管柄付き遊離組織移植ができること，③NPWT を上手く使えること，④Wound bed preparation を適切に行えること，⑤組織血流について適切に評価できること，⑥組織を atraumatic に扱えることなどが挙げられます．特に下肢潰瘍において重要なのは⑤と⑥であり，形成外科医は，形成外科医を志した時から徹底的に教育され，誰もが身につけています．また distal bypass 術は，マイクロサージェリーを使う形成外科医にとっては特殊な手技ではありません．是非これらの形成外科医が持つ強みを生かし，これらの優位性を意識しながら下肢潰瘍治療を行っていただきたいと考えています．特に海外には，足病医(podiatrist)という専門医がいる医療制度を持つ国が多くあります．足病という観点からは，日本には足病医という制度がないと残念がる人たちもいますが，日本には，血管吻合もできて，創傷治療もでき，組織血流評価までできる足病医の領域を大きく超えるパフォーマンスをもった形成外科医がいるのです．若い形成外科医には，この領域で世界に対してどんどんチャレンジしていただきたいと思います．ただし形成外科医も almighty ではありません．歩行機能や足の機能からみた再建やリハビリテーション，装具などの知識は，足の外科(整形外科)の専門家との連携の中で形成外科医が学んでいく必要があります．

　今後形成外科医が担うべき領域についての解説を，その分野のこれからのこの領域を担う若手のエキスパートにお願いいたしました．今回の企画にあたり，日々ご多用の中ご執筆をいただきました先生方および企画の編集をご依頼頂きました編集主幹の先生方に心より御礼申し上げます

　下肢を切断すると医学的には予後に影響しますし，社会的にも行動が制限されます．何よりも人間の尊厳ともいえる足で歩く＝歩行が失われます．一人でも多くの足を救うべくこの領域で活躍する形成外科医の悩みを解決し，診療のヒント，一助になればと思います．

2018 年 7 月

大浦紀彦

KEY WORDS INDEX

和文

―あ 行―
足アーチ 51
足潰瘍 51
足の外科 51
アンギオソーム 9
陰圧閉鎖療法 63
in situ 法 19
壊死性筋膜炎 63
遠位バイパス術 19

―か 行―
外用薬 69
下肢潰瘍 1
下肢救済 63
局所陰圧閉鎖療法 69
屈趾症 51
血管内治療 19,30,38
血管柄付き遊離皮弁移植術 38
血行再建 9,30
骨髄炎 63

―さ 行―
重症下肢虚血 9,19,30,38
静脈高血圧 1
静脈性潰瘍 1
静脈瘤 1
整形外科 51
創傷治癒 9
創傷治療 30
創傷被覆材 69
創底管理 63

―た 行―
デブリードマン 69

―な 行―
軟部組織血流 9

―は 行―
非侵襲血流検査 9
変形 51

―ま 行―
末梢血管バイパス 30
末梢動脈疾患 19
慢性静脈不全 1
慢性創傷 69

欧文

―A・C―
angiosome 9
arch of the foot 51
camptodactyly 51
chronic venous insufficiency 1
chronic wound 69
critical limb ischemia;CLI 9, 19,30,38

―D・E―
debridement 69
deformity 51
distal bypass 19,38
endovascular therapy;EVT 19,30
endovascular treatment 38

―F・I―
foot ulcer 51
free flap transplantation 38
in situ saphenous vein graft 19

―L・N―
leg ulcers 1
limb salvage 63
necrotizing fasciitis 63
negative pressure wound therapy;NPWT 63,69
non-invasive measurement of perfusion 9

―O・P―
Orthopaedic surgery 51
osteomyelitis 63
peripheral arterial disease;PAD 19
peripheral vascular bypass 30

―R~T―
revascularization 9,30
soft tissue perfusion 9
surgery for the foot 51
topical agents 69

―V・W―
V. A. C. Ulta® 63
varices 1
venous hypertension 1
venous ulcers 1
wound bed preparation;WBP 63
wound dressing 69
wound healing 9
wound therapy 30

WRITERS FILE

ライターズファイル（五十音順）

綾部　忍
（あやべ　しのぶ）
- 1997年　大阪市立大学卒業 同大学形成外科入局
- 2001年　埼玉医大総合医療センター高度救命救急センター，助手
- 2001年　天理よろづ相談所病院形成外科，医員
- 2003年　城東中央病院形成外科，医長
- 2005年　八尾徳洲会総合病院形成外科，部長
- 2009年　同，創傷ケアセンター長

門野　邦彦
（かどの　くにひこ）
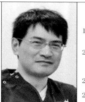
- 1993年　近畿大学卒業 奈良医科大学整形外科入局
- 2002年　奈良医科大学大学院修了 町立榛原総合病院整形外科
- 2008年　宇陀市立病院整形外科
- 2013年　奈良県立五條病院整形外科，部長
- 2016年　南和広域医療企業団南奈良総合医療センター整形外科，部長

佐藤　智也
（さとう　ともや）
- 2003年　秋田大学卒業 聖路加国際病院，研修医
- 2005年　同，救急部
- 2006年　埼玉医科大学形成外科，助手
- 2007年　同大学国際医療センター形成外科，助教
- 2009年　同大学形成外科，助教

大浦　紀彦
（おおうら　のりひこ）
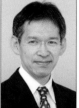
- 1990年　日本大学卒業 東京大学麻酔科入局
- 1993年　同大学形成外科入局
- 2003年　同大学大学院修了 埼玉医科大学形成外科，講師
- 2005年　杏林大学救急医学，講師／熱傷センター，副センター長
- 2008年　同大学形成外科，講師
- 2011年　同，准教授
- 2013年　同大学保健学部看護学科病態学／同大学形成外科兼担教授
- 2016年　同大学形成外科，教授

栗原　健
（くりはら　たけし）
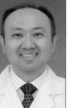
- 2008年　鳥取大学卒業
- 2010年　埼玉医科大学形成外科入局／同大学形成外科，助教
- 2011年　同大学国際医療センター形成外科，助教
- 2013年　同大学形成外科，助教

寺部　雄太
（てらべ　ゆうた）
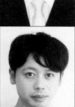
- 2008年　埼玉医科大学病院国際医療センター研修開始
- 2010年　同大学病院形成外科・美容外科，助教
- 2016年　同大学病院国際医療センター形成外科，助教
- 2017年　東京西徳洲会病院形成外科，医長

加賀谷　優
（かがや　ゆう）
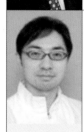
- 2008年　千葉大学卒業
- 2008年　慶應義塾大学病院，研修医
- 2009年　東京大学医学部附属病院，研修医
- 2010年　杏林大学医学部形成外科，レジデント
- 2013年　山梨大学医学部形成外科，助教
- 2015年　国立がん研究センター中央病院形成外科，がん専門修練医
- 2017年　同，医員

匂坂　正信
（さきさか　まさのぶ）

- 2007年　宮崎大学卒業 京都府立医科大学附属病院，初期臨床研修
- 2009年　東京大学形成外科入局 杏林大学形成外科，専攻医
- 2012年　国立がん研究センター形成外科，チーフレジデント
- 2015年　山梨大学形成外科，助教
- 2017年　杏林大学形成外科，助教（任期）

古川　雅英
（ふるかわ　まさひで）
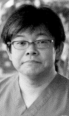
- 1989年　大分医科大学卒業 長崎大学形成外科入局
- 1990年　国立長崎中央病院形成外科
- 1992年　北九州総合病院形成外科
- 1993年　大分医科大学歯科口腔外科
- 2005年　大分岡病院形成外科，マキシロフェイシャルユニット部長
- 2010年　同病院形成外科，部長・創傷ケアセンター長
- 2012年　大分大学医学部，臨床教授
- 2015年　大分岡病院，副院長

CONTENTS

下肢潰瘍・下肢静脈瘤へのアプローチ

編集／杏林大学教授　大浦紀彦

静脈性潰瘍 ………………………………………………………………………佐藤智也　　1
　　静脈性潰瘍は慢性静脈不全に伴う皮膚潰瘍である．他の下肢潰瘍と比較し浅く，浸潤性であることが特徴である．治療には静脈高血圧の是正と滲出液管理が重要である．

重症下肢虚血

CLIにおける軟部組織血流評価―古典的検査法から最新の流れまで―
……………………………………………………………………………加賀谷　優ほか　　9
　　重症下肢虚血（CLI）における創傷治癒には，血行再建後の末梢軟部組織側からの血流評価が重要である．

遠位バイパス術に必要な知識と手技 ……………………………綾部　忍ほか　　19
　　下腿動脈病変を多く認める糖尿病合併CLIの治療として遠位バイパス術が有効である．その中でも特に有用である in situ 法について詳述する．

創傷治療医が診る血管内治療 ………………………………………寺部雄太ほか　　30
　　創傷治療医が血管内治療医と連携を組むために，血管内治療の最近とエビデンスについての知識を確認してもらいたい．

重症下肢虚血に対する血管柄付き遊離皮弁移植術の適応とコツ…匂坂正信ほか　　38
　　CLIに対する遊離組織移植術の適応と，当科で行っている工夫について解説した．

◆編集顧問／栗原邦弘　中島龍夫
　　　　　　百束比古　光嶋　勲
◆編集主幹／上田晃一　大慈弥裕之

【ぺパーズ】
PEPARS No.140/2018.8◆目次

糖尿病性潰瘍

足部潰瘍・慢性創傷に対する整形外科的アプローチ
―診断，装具・手術治療について― ……………………門野邦彦ほか　**51**

足部の創傷の多くは，足部の変形が下敷きになっています．足部の筋骨格の機能解剖を知り，足部変形の病態を理解すると治療の道筋を立てる助けになると考える．整形外科的アプローチが足部慢性創傷治療のヒントになることを幸いである．

陰圧閉鎖療法―V. A. C.Ulta 治療システム®を中心に― ………栗原　健ほか　**63**

既存のNPWTとNPWTi-dを比較しながら，その違い，使い分け，効果的な使用方法について，V. A. C.ulta 治療システム®を中心に紹介する．

創傷処置

デブリードマンとその後の処置（陰圧閉鎖療法，創傷被覆材，外用薬）
………………………………………………………………古川雅英ほか　**69**

下肢潰瘍の治療にあたっては慢性創傷としてWound Bed Preparationを理解した管理が必要である．本稿では治療におけるデブリードマンと外用薬・創傷被覆材についてその概略について述べる．

| ライターズファイル……………………前付 3 |
| Key words index…………………………前付 2 |
| PEPARS　バックナンバー一覧………88～89 |
| PEPARS　次号予告………………………90 |

「PEPARS®」とは Perspective Essential Plastic Aesthetic Reconstructive Surgery の頭文字より構成される造語．

好評増刷

カラーアトラス 爪の診療実践ガイド

● 編集　安木　良博（昭和大学／東京都立大塚病院）
　　　　田村　敦志（伊勢崎市民病院）

目で見る本で臨床診断力がアップ！

爪の基本から日常の診療に役立つ処置のテクニック、写真記録の撮り方まで、皮膚科、整形外科、形成外科のエキスパートが豊富な図・写真とともに詳述！
必読、必見の一書です！

2016年10月発売　オールカラー
定価（本体価格 7,200 円＋税）　B5判　202頁

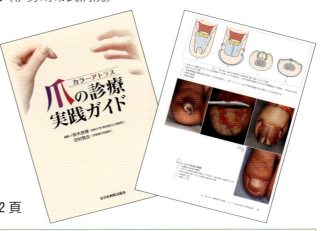

目　次

Ⅰ章　押さえておきたい爪の基本
＜解　剖＞
1. 爪部の局所解剖

＜十爪十色―特徴を知る―＞
2. 小児の爪の正常と異常
　　―成人と比較して診療上知っておくべき諸注意―
3. 中高年の爪に診られる変化
　　―履物の影響、生活習慣に関与する変化、ひろく爪と靴の問題を含めて―
4. 手指と足趾の爪の機能的差異と対処の実際
5. 爪の変色と疾患
　　―爪部母斑と爪部メラノーマとの鑑別も含めて―

＜必要な検査・撮るべき画像＞
6. 爪部疾患の画像検査
　　―X線、CT、エコー、MRI、ダーモスコピー―
7. 爪疾患の写真記録について―解説と注意点―

Ⅱ章　診療の実際―処置のコツとテクニック―
8. 爪疾患の外用療法
9. 爪真菌症の治療
10. 爪部外傷の対処および手術による再建
11. 爪の切り方を含めたネイル・ケアの実際
12. 腎透析と爪
13. 爪甲剝離症と爪甲層状分裂症などの後天性爪甲異常の病態と対応

―＜陥入爪の治療方針に関する debate＞―
14. 症例により外科的操作が必要と考える立場から
15. 陥入爪の保存的治療：いかなる場合も保存的治療法のみで、外科的処置は不適と考える立場から

16. 陥入爪、過彎曲爪の治療：フェノール法を含めた外科的治療
17. 爪の手術療法
18. 爪囲のウイルス感染症
19. 爪囲、爪部の細菌感染症
20. 爪甲肥厚、爪甲鉤彎症の病態と対処

Ⅲ章　診療に役立つ＋αの知識
21. 悪性腫瘍を含めて爪部腫瘍の対処の実際
　　―どういう所見があれば、腫瘍性疾患を考慮するか―

コラム
A. 本邦と欧米諸国での生活習慣の差異が爪に及ぼす影響
B. 爪疾患はどの臨床科に受診すればよいか？
C. ニッパー型爪切りに関する話題

全日本病院出版会　〒113-0033　東京都文京区本郷 3-16-4　Tel：03-5689-5989
http://www.zenniti.com　Fax：03-5689-8030

◆特集／下肢潰瘍・下肢静脈瘤へのアプローチ

静脈性潰瘍

佐藤　智也*

Key Words：静脈瘤(varices)，静脈高血圧(venous hypertension)，慢性静脈不全(chronic venous insufficiency)，静脈性潰瘍(venous ulcers)，下肢潰瘍(leg ulcers)

Abstract 静脈性潰瘍は慢性静脈不全に伴う皮膚潰瘍である．潰瘍の好発部位は下腿遠位1/3で，特に内果・外果の周辺に多い．潰瘍は不規則な形をしており，周囲の皮膚には色素沈着，浮腫，浸軟，角質の肥厚などを伴う．静脈性潰瘍の治療で最も重要な要素は静脈高血圧の是正であり，これをおろそかにして局所の治療のみ行っても改善は期待できない．静脈性潰瘍の治療は日常生活の改善，圧迫療法，外科的治療，局所療法がある．日常生活では下肢挙上，運動，体重コントロールが重要である．圧迫療法は治療，再発予防に不可欠である．弾性包帯，弾性ストッキング，間欠的空気圧迫法のうち，各症例に最も適切なものを選択する．ABI が 0.8 以下の患者に弾性包帯，弾性ストッキングを使用する場合は皮膚障害がないか十分に観察するか，間欠的空気圧迫法を用いる．圧迫療法や潰瘍の局所治療で改善せず治療可能な病態がある場合は静脈に対する外科的治療を行う．

静脈性潰瘍とは

静脈性潰瘍は慢性静脈不全に伴う皮膚潰瘍である．治療には原因である静脈高血圧の是正が不可欠であり，これを行わずに局所の治療のみ行っても治療に難渋することが多い．本稿では静脈性潰瘍の特徴および評価法と，必要な治療，再発予防について解説する．

慢性静脈不全

1．静脈の構造と機能[1]

四肢の静脈は表在静脈，深部静脈とこれらを結ぶ穿通枝の3つに分類される．

A．表在静脈

皮下，表在筋膜上あるいは直下を走る静脈系で，大伏在静脈，小伏在静脈の2系統に分かれる．

B．深部静脈

深筋膜よりも深部に存在する静脈系である．動脈に伴走し，下腿では前脛骨静脈，後脛骨静脈，腓骨静脈の他に筋肉内静脈である腓腹静脈，ヒラメ静脈がある．これらが中枢で合流し膝窩静脈となる．

C．穿通枝

表在，深部静脈を連結する静脈で交通枝とも呼ばれる．穿通枝には弁が存在し，正常では表在静脈から深部静脈の方向に流れるよう制御されている．

2．静脈高血圧から潰瘍を生じるしくみ

静脈が機能するためには，静脈弁，静脈壁強度，筋ポンプ作用の3つが必要である．静脈弁が破綻すると逆流を生じ，下腿がうっ血する．さらに筋ポンプ作用で汲み上げる血流量が増加し，下腿筋の負荷が増えて痛みやこむらがえりのような症状を生じる．慢性静脈不全のある患者の大部分で，表在・深部・穿通枝のうち複数の系統で弁不全があると言われている．特に静脈性潰瘍の患者の2/3に穿通枝不全があり，下腿遠位内側部の静脈圧が

---

* Tomoya SATO，〒350-0495　埼玉県入間郡毛呂山町大字毛呂本郷 38　埼玉医科大学形成外科，助教

表 1. 静脈性潰瘍の危険因子[2]

弁不全の危険因子	下腿筋ポンプ作用低下の危険因子
肥満	運動不足
妊娠	立ち仕事
深部静脈血栓症	麻痺
下肢の外傷	関節炎
凝固系の異常(プロテインC, S欠損症他)	高齢者
	歩行障害
	関節鏡手術の既往

表 2. 慢性静脈不全における皮膚炎と蜂窩織炎の鑑別

	皮膚炎	蜂窩織炎
全身性の発熱	なし	あり
主な症状	かゆみ	痛み
慢性静脈不全(静脈瘤,深部静脈血栓症など)の既往	あり	なし
局所の熱感	なし	あり
感染源の侵入門戸	なし	白癬,外傷,潰瘍などが存在
白血球数,CRP上昇	軽度	高度

100 mmHg を超えることもある.

下肢の 3 部位(大腿・下腿・足)のうち最も筋ポンプ作用に寄与しているのは下腿であり,下肢静脈還流の 65％ を担っている.下腿の筋ポンプ作用が低下すると静脈圧が上昇する.潰瘍の重症度と下腿筋ポンプ作用低下の程度の間には正の相関関係がある.

これらの原因により静脈高血圧が遷延すると毛細血管や皮膚軟部組織が損傷され,潰瘍を生じやすい状態になる.また一度潰瘍を生じると創傷治癒機転が正常に働かず難治化することが多い.

静脈性潰瘍の危険因子(表 1)

静脈高血圧の原因となる弁不全の危険因子,下腿筋ポンプ作用低下の危険因子に分類される.肥満,立ち仕事などが危険因子となる[2].

静脈性潰瘍の臨床像

好発部位は下腿遠位 1/3 であり,特に内果・外果の周辺に多い.これはこの部位の静脈圧が最も高くなるためである.典型例では潰瘍は浅く,肉芽は赤色であり,汚染の強い例では黄色のスラフを伴う.潰瘍は不規則な形をしており,周囲の皮膚には色素沈着,浮腫,浸軟,角質の肥厚などを伴う.潰瘍が深く,筋膜を越えたり腱が露出したりする症例では静脈性以外の鑑別診断を考慮する必要がある.特に壊疽性膿皮症,悪性腫瘍などとの鑑別が必要となる.

慢性静脈不全にみられる下肢の変化[2]

1. 浮腫

浮腫は慢性静脈不全の症状のうち典型的なものの 1 つである.静脈高血圧により毛細血管圧も上昇し浮腫を生じる.しばしばリンパ浮腫との鑑別が必要となる.慢性静脈不全による浮腫は膝から足関節付近に限局することが多いのに対し,リンパ浮腫は下肢全体に浮腫を生じるのが特徴である.

2. 皮膚炎

慢性静脈不全における初期の皮膚病変として生じることが多い.紅斑,びらん,痂皮などを生じ,しばしば強烈なかゆみを伴う.慢性静脈不全における皮膚炎は蜂窩織炎との鑑別が必要である.両者を鑑別するポイントを表 2 に示す.ただし慢性静脈不全の皮膚病変から感染し蜂窩織炎に至ることも少なくない.

3. 色素沈着(Hemosiderosis)

下腿の色素沈着も慢性静脈不全を示唆する所見である.血管外に漏出した赤血球が崩壊し,ヘモジデリンが皮膚・皮下に沈着することによって生じる.ヘモジデリン沈着は慢性静脈不全における

皮膚変化の重要な要因であり，進行すると後述する脂肪皮膚硬化症(lipodermatosclerosis)を生じ，さらに進行すると静脈性潰瘍に至る．

4．脂肪皮膚硬化症(Lipodermatosclerosis)

慢性静脈不全が長期に及ぶ場合に生じる変化である．うっ血に伴う慢性炎症により，白血球から持続的にサイトカインが分泌されフィブリンやコラーゲンの沈着が起こる．皮膚軟部組織の線維化により柔軟性が失われ，その部位が他の部位と比較し著しく硬くなる．正常皮膚は柔軟性があり，通常はつまむことが可能であるが，脂肪皮膚硬化症の部位は硬いため，つまむことができない．

静脈性潰瘍の治療

最も重要な要素は静脈高血圧の是正であり，これをおろそかにして局所の治療のみ行っても改善は期待できない．

静脈性潰瘍の治療は日常生活の改善，圧迫療法，外科的治療，局所療法がある．

1．日常生活の改善
A．下肢挙上

単純であるが非常に有効な方法である．下肢を挙上することで重力を利用して静脈還流を改善することができる．これはすべての慢性静脈不全の患者にとって重要であり，特に圧迫療法を行うことのできない患者にとっては必須である．臥床し，下肢を心臓よりも高い位置に挙上する．日中に1〜2時間の挙上を2回行うことが望ましい．さらに就寝中も下肢を挙上するように指導をする．ただし高度肥満の患者では下肢挙上の体位をとるのが困難な場合もある．下肢挙上の他に，長時間の立位，座位を避けることも重要である．どうしても長時間立ったり座ったりせざるを得ない場合は途中で歩いたり，下肢を動かすよう指導する．

B．運動

下腿筋ポンプ作用が正常に機能することは静脈還流を維持するのに必要不可欠である．下腿筋ポンプ作用が働くためには足関節に十分な可動域(90°以上)が必要である．可動域制限や下肢筋力低下のある患者ではリハビリテーション科にコンサルトし，歩行訓練や可動域訓練によって改善が見込めるか評価を受ける．足関節の拘縮や歩行障害がある患者に静脈性潰瘍を生じると，より治療が困難となる．

歩行可能な患者には定期的に歩行を行うよう指導する．また家庭で足関節の運動を行うように指導すると静脈性潰瘍の再発率が低下する[3]．

C．体重コントロール

欧米では若年者の肥満が増加傾向にあり，それと並行して慢性静脈不全の患者が増えている．肥満があると静脈還流は極度に悪化し，慢性静脈不全を生じるリスクが高くなる．さらに肥満は活動性の低下と関係があり，筋ポンプ作用による静脈還流も低下する．高度肥満があると手が足に届かなくなり，自分で圧迫療法を行うことが困難になる．患者には体重増加と静脈還流の悪化の関連について教育し，健康体重を維持することを推奨することが重要である．コントロール不良の患者では管理栄養士による栄養指導を考慮する．

2．圧迫療法

圧迫療法には静脈の静水圧を低下させ，静脈還流を改善する効果がある．圧迫療法は静脈性潰瘍，慢性静脈不全の治療，予防に必須である．圧迫療法には弾性ストッキング，弾性包帯，間欠的空気圧迫法があり，病態や患者の巧緻性に応じて使い分ける．

A．弾性ストッキング

弾性ストッキングには様々な圧迫圧のものがあり，強さによって適応となる病態が異なる．外観に優れており慣れると容易に装着できるようになるが，高齢者やリウマチ患者など手の障害がある場合は装着が困難な場合もある．静脈性潰瘍がありドレッシングを要する場合は通常のストッキングは使いにくい．ドレッシングを貼った状態でも装着できるよう，ジッパータイプ(ジョブスト®アルサーケア)，ベルトタイプ(ジョブスト® ファロークイック)の製品も開発されている．

B．弾性包帯

弾性包帯は弾性ストッキングと比較し安価であり，必要に応じて圧迫圧を調整できる利点がある．

表 3. 弾性ストッキングと比較した弾性包帯の特徴

長所	安価である 圧迫圧を調整しやすい どんな形の足にも適合できる 着用が比較的容易である 種々の伸縮性のものがあり，目的に応じて選択できる
短所	緩みやすい 巻く人によって圧迫圧が様々になる 同一人でも圧迫圧が一定ではない 圧迫圧が不明である ファッション性に劣る

しかし実際にどの程度の圧になっているかは巻き方によって異なり，同じ人が巻いてもその都度圧迫圧が異なる可能性がある．また圧が強すぎると循環障害，神経障害のリスクがある．弾性ストッキングに比較した弾性包帯の特徴を表3に示す．

C．間欠的空気圧迫法 (Intermittent pneumatic compression)

フットポンプを用いて下肢を定期的に圧迫する方法である．静脈還流が増加し，浮腫を軽減させる効果がある．また組織間質液を静脈に戻し，浮腫を改善する効果もある．通常は深部静脈血栓症や肺塞栓症の予防に用いられることが多いが，静脈性潰瘍やリンパ浮腫にも効果がある．間欠的空気圧迫法は，痛みや手技的な問題などにより弾性ストッキングや弾性包帯による圧迫療法ができない患者にも使用することができる．1回1〜2時間の治療を1日2回行うことが推奨される．

間欠的空気圧迫法は，動脈血流を阻害することなく静脈還流を増加させることができる．末梢動脈疾患のある患者にも比較的安全に適用することができ，末梢循環を改善させる効果もある[4]．

また弾性ストッキングや弾性包帯と比較し装着が簡単であり，動的に圧迫を行うことで循環を改善させることができる．本体がやや高価な点が問題であるが，家庭でも施行することが可能である．

静脈性潰瘍に対する間欠的空気圧迫法の効果については高いエビデンスがあり，治癒率が向上する，弾性包帯と比較し創面積の縮小が早いなどの報告がある．再発率を低下させるかについてはまだ十分なデータがない．

間欠的空気圧迫法が著効した症例を図1に示す．

D．圧迫療法の禁忌

1）未治療の深部静脈血栓症

血栓が器質化しておらず可動性がある場合は圧迫により肺塞栓を生じる恐れがある．

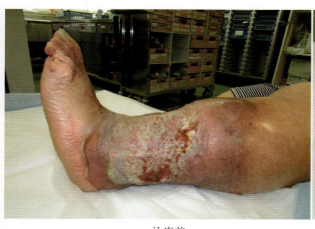
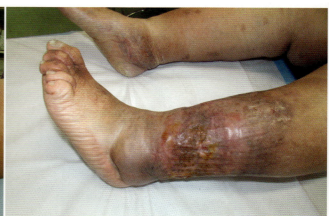

a．治療前　　　　　　　　　　b．治療後

図 1．間欠的空気圧迫法の著効例

63歳，女性．身長145 cm，体重96.1 kg，BMI 45.7
10年前から左下腿外側に潰瘍があり，8年前に潰瘍のデブリードマン，植皮を行ったが半年前に再発した．弾性包帯による圧迫療法を行っているが改善せず，さらに高度肥満があるため創傷治療と体重コントロールを目的に入院した．間欠的空気圧迫法を午前2時間，午後2時間行い，理学療法士による運動療法を併用した．さらに管理栄養士による栄養指導も並行して行った．潰瘍は4週間で治癒し，体重も栄養指導開始後半年で86.5 kgまで低下した．

2）心不全

心機能が著しく低下している場合，圧迫療法により静脈還流が急速に増加すると肺うっ血が増加する可能性がある．うっ血性心不全の場合，多くは利尿薬と併用して圧迫療法が行われるが，電解質や呼吸状態を厳重にモニターする必要がある．心不全のある患者は圧迫療法を開始する前に循環器内科にコンサルトする．

3）末梢動脈疾患

慢性静脈不全の患者のうち 10～20％は末梢動脈疾患を合併している．慢性静脈不全を評価する上で，初期の段階で動脈還流が十分か確認しておくことは重要である．重度の末梢動脈疾患（ABI＜0.6）のある患者では，弾性包帯や弾性ストッキングを使用することで皮膚軟部組織が虚血性壊死に陥る場合がある．ABI が 0.8 以下の患者に弾性包帯，弾性ストッキングを使用する場合は皮膚障害がないか十分に観察するか，間欠的空気圧迫法を用いる．

4．外科的治療

A．慢性静脈不全に対する治療

圧迫療法や潰瘍の局所治療で改善しない場合で，表在静脈不全や不全穿通枝など治療可能な病態がある場合は静脈に対する外科的治療を行う．特に面積が 5 cm² を超える大きな潰瘍や，6 か月以上治癒していないものは特に難治であることが知られており[2]，このような症例に対しては積極的に静脈の外科的治療を行う．表在静脈に対するストリッピング，静脈瘤切除，血管内レーザー焼灼術や，不全穿通枝に対する内視鏡的筋膜下穿通枝切離術などがある．

B．潰瘍の局所治療

他の慢性創傷と同様，局所の治療は TIME コンセプト（壊死組織，感染・炎症，滲出液管理，創縁の管理）に基づいて行う．

1）壊死組織

静脈性潰瘍の場合，黒色の下腿壊死組織を生じることは稀であり，このような場合は虚血性潰瘍，血管炎，悪性腫瘍など，別の疾患の可能性を考慮

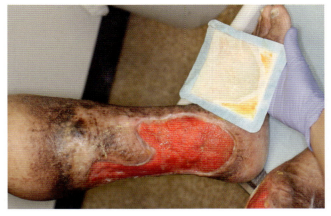

図 2．61 歳，男性
左下腿の広範囲の潰瘍を認めた．入院を勧めたが自営のため外来での治療を希望された．圧迫療法を行っていたが滲出液が多く，1 日に 2～3 回のドレッシング交換を要していた．吸収性ポリマー含有の被覆材（メクストラ™）を使用することで滲出液はコントロールされ，1 日 1 回の処置で管理可能となった．

する．静脈性潰瘍は表面にスラフが付着することが多く，適宜取り除くのが望ましい．しかし痛みが強く，デブリードマンが不十分となりやすい．

2）感染・炎症

静脈性潰瘍はしばしば蜂窩織炎を合併する．潰瘍周囲に熱感や発赤がある場合は感染と判断し，抗生剤の全身投与を行う．また感染には至らなくとも創部に大量の細菌が存在し，創傷治癒が阻害される，いわゆるクリティカルコロナイゼーションの状態であることが多い．大量のスラフが付着している，滲出が多い，治癒が遅い，悪臭がするなどの徴候が見られる場合はクリティカルコロナイゼーションを疑い，定期的なシャープデブリードマン（メンテナンスデブリードマン）と抗菌性ドレッシングを使用する．

3）滲出液管理・創縁の管理

静脈性潰瘍は滲出液が多く，通常のドレッシングで管理しきれないこともある．滲出液管理が不十分であると創縁に浸軟やびらんを生じ，潰瘍が拡大する原因となり得る．ガーゼなどで 1 日 2 回以上の交換を要する場合は高吸収性のドレッシングを使用することで処置の回数を減らすことができる（図 2）．

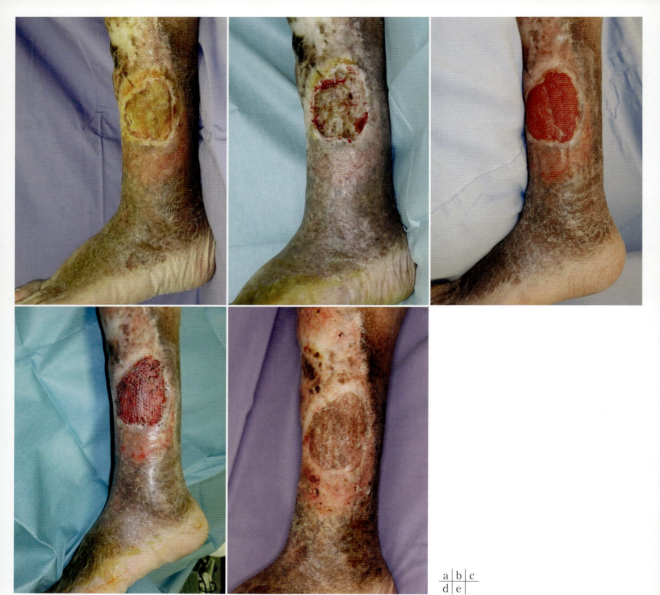

図 3. 78 歳，男性．深部静脈不全による潰瘍．圧迫療法を施行したが約 1 年治癒していない．
a：手術前の状態．大量のスラフが付着している．
b：全身麻酔下に外科的デブリードマンをした．止血を確認し局所陰圧閉鎖療法を開始した．
c：3 週間後の状態．良質な肉芽が誘導された．
d：全層植皮をして，固定にも局所陰圧閉鎖療法を用いた．
e：術後 6 か月．その後，4 年間フォローしており，これまで再発を認めていない．

C．分層植皮

早期の創閉鎖が得られるのが利点である．報告によって異なるが，60〜90％の症例で治癒が得られるという報告が多い．ただし再発が多いのが問題である．必要に応じストリッピングなどの血管に対する手術を併用し，治癒後も圧迫療法を行うことで良好な長期成績を得られる可能性が高くなる[5]．

静脈うっ滞性潰瘍に直接植皮してもある程度の治癒が期待できる．しかし静脈うっ滞性潰瘍は細菌により高度に汚染されている場合があり，このような症例では生着率が低くなる．Serena ら[6]の

報告では感染徴候のない静脈うっ滞性潰瘍の26％において，感染とみなせる 10^5 CFU/g 以上の細菌が存在していた．10^5 CFU/g 以上の細菌が存在する創では植皮，皮弁などの手術後に感染する確率が 50～100％であり，手術前に細菌量を減らすことが推奨されている．

D．局所陰圧閉鎖療法

静脈性潰瘍に局所陰圧閉鎖療法を行った報告は他のタイプの創傷と比較すると少ない．しかし良質な肉芽形成を誘導するのに有効であり，植皮前の wound bed preparation に有用である．我々は重度の静脈性潰瘍に対し，デブリードマン，局所陰圧閉鎖療法を行い，二期的に植皮することで良好な結果を得ている[7]（図 3）．

E．再発予防

静脈性潰瘍の再発率は非常に高く，いったん治癒したあとも再発予防に十分注意する必要がある．定期的な運動，体重コントロールは生涯に亘って行う必要がある．圧迫療法は再発率を低下させるが，アドヒアランスが不良となりやすいのが問題である．圧迫療法を遵守できない原因として患者の理解度の低さ，弾性ストッキング・弾性包帯による不快感，履きたい靴が履けないなどがある．したがって患者教育や，患者の状況に応じて個別に対応することは極めて重要である．

圧迫療法の必要性を理解できるよう促すだけでなく，患者が圧迫療法を継続できない理由は何かを同定し，解決法を模索することも必要である．理由が明確になれば圧迫療法に対するアドヒアランスを向上するために様々な戦略をとることができる．例えば痛みが原因で圧迫療法を継続できない場合，包帯やストッキングの圧をやや弱めにすることで継続できる場合がある．弾性包帯の場合は，下にギプス用綿包帯（オルテックス，オルソラップなど）や下巻きチューブ包帯（ストッキネット，K チューブなど）を用いることで痛みが軽減されることが多い．また包帯やストッキングによる皮膚炎，びらんなどが問題であれば皮膚科医や皮膚・排泄ケア認定看護師に相談し，適切な外用剤やスキンケア用品を用いることで解決することも少なくない．

F．弾性ストッキング・コンダクター認定制度

圧迫療法を適切に行うには十分な知識と経験を要する．また合併症も多く，患者からの質問，苦情に対応する能力も求められる．圧迫療法を熟知した医療従事者を養成することを目的に，日本静脈学会が主体となり平成 14 年から弾性ストッキング・コンダクター認定制度が開始された．資格認定の条件は，医師・看護師・准看護師・薬剤師・理学療法士などの資格を持つ医療従事者で，認定講習会を受講後，2 年間で 30 人に対し圧迫療法の臨床指導を行うことで申請できる．

参考文献

1) 尾原秀明ほか：解剖学的特徴と生理学的特徴．最新テクニック下肢静脈瘤の診療．岩井武尚ほか編．10-18，中山書店，2008．
   Summary 下肢静脈瘤に関する内容が網羅されている成書．
2) Carmel, J. E., Bryant, R. A.：Venous Ulcers. Acute & Chronic Wounds. Bryand, R. A., et al., ed. 204-226, Elsevier, St Louis, 2016.
   Summary 急性創傷，慢性創傷全般に関する教科書．
3) Robson, M. C., et al.：Guidelines for the treatment of venous ulcers. Wound Repair Regen. 14：649-662, 2006.
   Summary 静脈性潰瘍のガイドライン．
4) Hopf, H. W., et al.：Guidelines for the treatment of arterial insufficiency ulcers. Wound Repair Regen. 14：693-710, 2006.
5) Bolton, L. L., et al.：The Association for the Advancement of Wound Care (AAWC) Venous and Pressure Ulcer Guidelines. Ostomy Wound Manage. 60：24-66, 2014.
   Summary 静脈性潰瘍と褥瘡に関するガイドライン．他のものと比較し新しいデータも反映されている．
6) Serena, T., et al.：Lack of reliability of clinical/visual assessment of chronic wound infection：The incidence of biopsy-proven infection in venous leg ulcers. Wounds. 18：197-202, 2006.
7) 佐藤智也，市岡 滋：静脈うっ滞性潰瘍に対する局所陰圧閉鎖療法の適応．創傷．5：175-180, 2014.

新刊

イラストからすぐに選ぶ
漢方エキス製剤処方ガイド

著：橋本喜夫　旭川厚生病院診療部長　イラスト：田島ハル
2018年4月発行　B5判　280頁　定価（本体価格 5,500円＋税）

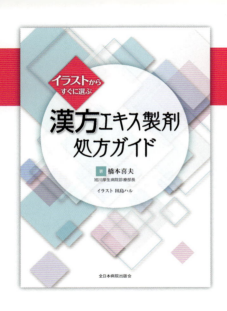

構成生薬は？ その効能は？
方剤選択のポイントは？ 重要な所見は？

これから漢方エキス製剤の処方を学びたい方でも、
イラスト、重要な生薬効能、そして全256症例の紹介で、
簡単に理解を深めることができます。
用語解説付きですぐに役立つ、すべての医師必携の一冊です！

目次（一部）

[1] 葛根湯
　　汗の出ない感冒，上半身の疼痛，上半身の炎症に使用せよ
[2] 葛根湯加川芎辛夷
　　蓄膿症や鼻閉感に使用すべき
[3] 乙字湯
　　痔疾患なら第一選択
[5] 安中散
　　胃の痛みや生理痛に使用すべし
[6] 十味敗毒湯
　　これといった特徴のない湿疹・蕁麻疹には第一選択
[7] 八味地黄丸
　　腎虚（老化）と思ったらまず第一選択に
　　……（全128製剤）
本書を読むために（理解を深めるために）
テクニカルターム（用語）解説
漢方エキス製剤索引・生薬名一覧

全日本病院出版会
〒113-0033　東京都文京区本郷3-16-4　Tel：03-5689-5989
http://www.zenniti.com　　　　　　　　Fax：03-5689-8030

◆特集/下肢潰瘍・下肢静脈瘤へのアプローチ

重症下肢虚血

CLIにおける軟部組織血流評価
―古典的検査法から最新の流れまで―

加賀谷　優[*1]　関山琢也[*2]　匂坂正信[*3]
中山大輔[*4]　丹波光子[*5]　大浦紀彦[*6]

Key Words：重症下肢虚血(CLI)，アンギオソーム(angiosome)，軟部組織血流(soft tissue perfusion)，血行再建(revascularization)，創傷治癒(wound healing)，非侵襲血流検査(non-invasive measurement of perfusion)

Abstract　重症下肢虚血(CLI)における創傷治癒には血行再建術が必須であるが，適切な血行再建後に創傷治癒する症例・しない症例がある．CLIに関わる臨床医は，血行再建後の創傷治癒の可能性，あるいは創傷治癒する範囲など，軟部組織の血流を判断することが求められる．これまでCLIにおいては，主要血管側から軟部組織の血流を考えるAngiosomeの概念が主流であったが，近年Real Angiosomeの概念が登場し，特に末期CLIにおいてはAngiosomeの概念では説明がつかない複雑化した軟部組織血流支配であることが明らかになった．したがってCLI創傷を扱う臨床医としては主要血管側からだけではなく末梢軟部組織側からの血流評価が重要である．本稿では，軟部組織血流検査法として古典的である程度浸透しているSPP・$TcPO_2$・TBI/TPなどに加え，NIRS(StO_2)・PI・LSFGといったevidenceはまだ少ないが，今後新たな可能性のある検査法について解説する．

はじめに

重症下肢虚血(critical limb ischemia；以下，CLI)は，動脈硬化・石灰化を首座とする動脈の狭窄・閉塞によって末梢組織が壊死する予後不良の疾患である．したがって，創傷治癒を得るためには，血流に関する客観的評価に基づく血行再建術が必須の治療である．

一方で，適切に血行再建がなされた後においても創傷治癒する症例・しない症例が認められ，CLIにおける血流不良部位の判断，創傷が治癒するかどうかの判断は非常に難しい．不用意なデブリードマンを行うと，たとえ断端から出血が認められていても壊死が近位に拡大していくことがしばしばある[1]．

飯田らが主導して行ったCLIに対するEVTの結果を評価した多施設共同研究[2](OLIVE Registry 2015)によれば，EVT後1年でAFS(amputation free survival：大切断なしの生存率)が73.6%，WFS(wound free survival：創傷なしの生存率)が58.9%であり，14.7%が創傷を抱えたまま生存していることになる．

CLIに関わる臨床医としては，血行再建後に創傷治癒するのかしないのか，あるいは創傷治癒する範囲がどこまでなのか，というように軟部組織血流を判断することが求められるが，臨床所見・経験則のみでは限界があり，軟部組織を直接評価する客観的検査・指標が必要と考えられる．本稿では，臨床医の判断を助ける，外来・病棟で行うことのできる非侵襲的なCLI軟部組織血流評価検査・指標に焦点をおいて解説する．

[*1] Yu KAGAYA，〒104-0045　東京都中央区築地5-1-1　国立がん研究センター中央病院形成外科
[*2] Takuya SEKIYAMA，同
[*3] Masanobu SAKISAKA，〒181-8611　三鷹市新川6-20-2　杏林大学医学部形成外科
[*4] Daisuke NAKAYAMA，同大学医学部形成外科
[*5] Mitsuko TAMBA，同大学医学部付属病院看護部，皮膚・排泄ケア認定看護師
[*6] Norihiko OHURA，同大学医学部形成外科

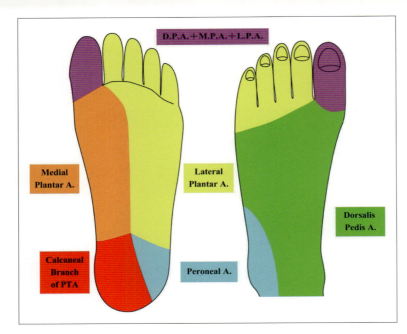

図 1.
Angiosome の概念による主要血管の足部血流支配領域
（文献 4 より引用）

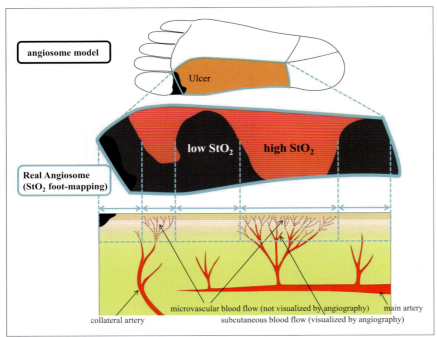

図 2.
Real Angiosome の概念による CLI 末梢軟部組織の血流モデル
（文献 4 より引用）

CLI の軟部組織血流と灌流

血行再建では，血管造影や CT/MRI，エコーなどによって可視化できる血流は改善する．しかし血行再建後に創傷が治癒しないということは，主要血管の血流はあっても末梢の軟部組織まで治癒に必要な血流が届いていないということである．

軟部組織は，主要動脈による血流とそこから分岐した毛細血管による組織灌流によって栄養されている．一般的に，これまで CLI においては，Angiosome の概念が主流[3]，すなわち下腿動脈 3 分枝それぞれが支配する軟部組織の領域が決まっていると考えられており（図 1），創傷を治癒するためにはその部位を支配する血管の血流を再開さ

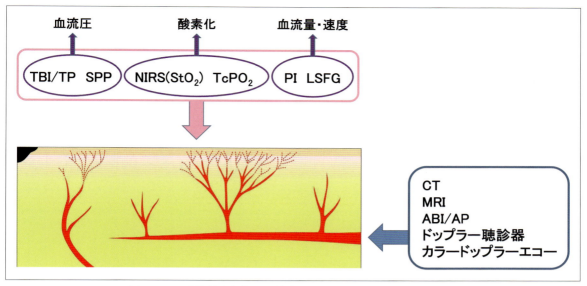

図 3. CLI 末梢軟部組織血流検査法の分類(文献 4 より一部改変)

せることが必須とされてきた．しかし，実際の臨床においては Angiosome の概念に基づく血行再建を行っても創傷が治癒しない症例を経験する．

Kagaya, Ohura ら[4]は"Real Angiosome"という概念を報告し，特に末期の CLI においては下肢動脈閉塞によって動脈末梢部の閉塞や側副血行路の発達によって軟部組織の血行支配は複雑化し，単一の Angiosome 内であっても軟部組織灌流はまだらであり，可視化できる血管側からでなく軟部組織側から血流を評価する必要があることを述べた．図 2 は CLI において可視化できる血管と軟部組織の血流の関係を表した図であるが，単一の Angiosome 内であっても軟部組織血流は部位によってバラバラであり，可視化できる血管が通っているにもかかわらず軟部組織の壊死が起こり得ることを示している．現状の足部血流で創傷が治癒するかどうか，どこまでデブリードマンするのが適切なのか，EVT 後の狭窄過程で足部創傷治癒に必要な血流が減少してきているかどうかなどの正確な判断のためには，体表・軟部組織側から血流・灌流を評価する必要があることがわかる．

CLI の軟部組織血流および灌流を評価する検査・指標

図 3 は軟部組織からの検査・血管側からの検査をグループ分けした図である．中枢血管側から評価する非侵襲検査として ABI(ankle brachial pressure index；足関節上腕血圧比)/AP(ankle pressure；足関節血圧)，ドップラー聴診器，カラードップラーエコーなどがある．ABI/AP は古典的な検査であり，現在でも下肢虚血スクリーニング検査として世界中で広く用いられている．しかし，測定部位が足首であり，足部軟部組織血流の評価という観点では，判断すべき部位よりかなり近位での測定であること，動脈の石灰化が著しい症例ではむしろ高く出る可能性があることなど，軟部組織血流指標とするには不十分と言わざるを得ない．しかし，検査は簡便でありどの施設でも可能で，参考値として測定する分には有用と言える．一般的な正常値は 0.9～1.3 程度である[5)6)]．ドップラー聴診器・カラードップラーエコーは，非侵襲的にそれぞれ音・色で直接血管内の流量を評価するもので簡便である．定量的な評価は難しいものの，とりあえず下 3 分枝の閉塞など軟部組織より中枢側で根本的な血流があるかないかを評価することに適している．

末梢軟部組織側から評価する検査として歴史が長く広く使用されているものは SPP・$TcPO_2$・TBI/TP などが，近年新たな CLI 検査法・指標として台頭し今後の発展が期待されるものとして NIRS(StO_2)・PI・LSFG などがある．それぞれ血流を様々な異なる角度からのアプローチで評価し

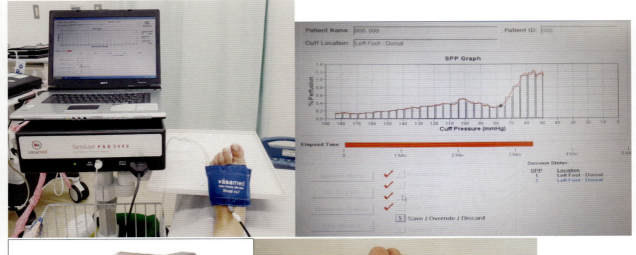
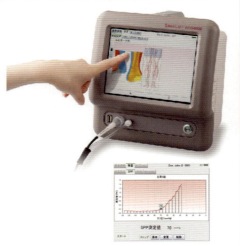
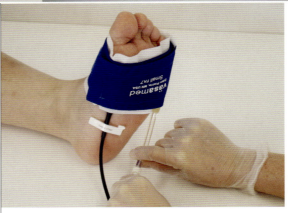

図 4. SPP 測定
　a：PAD3000®
　b：PAD4000®（写真提供元：株式会社カネカメディックス）

ており，SPP・TBI/TP は末梢血管の圧で，TcPO₂・NIRS(StO₂) は末梢組織の酸素化で，PI・LSFG は末梢血管内の血流量・速度で，結果的に末梢軟部組織の血流・灌流を評価するものである（図3）．

1．SPP（skin perfusion pressure；皮膚灌流圧）（図 4）

計測する軟部組織部位にレーザードップラー血流計センサーを装着し，その上にマンシェットを巻く．加圧にて皮膚微小循環を途絶し，その後徐々に減圧する過程で血流回復する圧を測定する．測定機器で一般的なものは，PAD3000®（Väsamed 社）（図 4-a）である（2014 年に小型化された PAD4000®（図 4-b）が発売されている）[7]．日本では早くから保険収載され，CLI 血流評価に広く使われてきた歴史がある．そのため，日本発信の evidence が多い．測定深度は 1～2 mm で，1 回の測定あたり 5～10 分程度を要する．加圧の痛みにより測定できないケースが稀にあり，また，体動などにより影響を受け測定不能になることや，大きな測定誤差が出ることもある．測定深度が浅いことにより，足底など角質が厚い部分では正確に測定できない場合もある．

これまで一般的には SPP 30 mmHg 以下では創傷治癒が起こらないとされており[8]，SPP は日本では最も信頼性の高い CLI 軟部組織血流指標とされてきた．しかし，測定部位に明確な基準がなく，創傷の近傍での測定が難しいなどの問題があり，40 mmHg あるいは 50 mmHg など，近年では様々な基準が提唱されている[9]～[11]．図 2 の Real Angiosome の概念によれば，重度 CLI ではまだらな軟部組織血流の一部を測定しているにすぎず，値の解釈には注意が必要である．

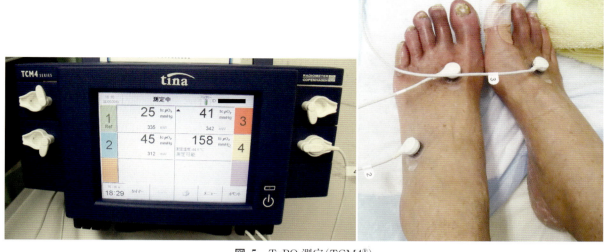

図 5．TcPO₂測定（TCM4®）

測定部位・測定条件を考えた上で値を解釈し，30～50 mmHg をカットオフ値として，他の所見とも組み合わせて軟部組織の血流を判断していくことが大切である．

2．TcPO₂(transcutaneous oxygen pressure；経皮酸素分圧)（図 5）

皮膚を加温し，充血状態における酸素分圧を経皮的に測定し，間接的に末梢組織血流を評価するものである．海外では SPP よりも CLI 血流評価として一般的であるが，日本では 2016 年にようやく保険収載された．測定機器で一般的なものは，TCM4 シリーズ®（ラジオメーター社）であり，機種によって最大同時 6 点の TcPO₂を測定できる．測定には測定前の安静を含め数十分を要し，簡便とは言い難いが，上述のように海外で広く認知され evidence が多い．角質肥厚，浮腫，感染，体位，吸入酸素などの外的要因で値が容易に変化するため，測定値の解釈には注意が必要である．

基準値に関しては様々な値が提唱されており，一般的な基準として，安静仰臥位で 10 mmHg 未満，あるいは下腿下垂位で 45 mmHg 未満であれば CLI と診断される[7]．また，酸素吸入後も 10 mmHg 未満である場合には切断の確率が高いとされている[7]．米国血管外科学会（Society of Vascular Surgery）が 2014 年に提唱した WIfI 分類（Risk stratification based on Wound, Ischmia, and foot Infection）では，TcPO₂＜30 mmHg を重症としている[12]．

SPP と同様に明確な測定位置は定められておらず，図 2 の Real Angiosome の概念にしたがって測定部位により値は容易に変化する．SPP に比して測定時間が長いが，創傷の近傍での測定や同時複数箇所測定ができるという利点がある．

測定部位，外的要因に注意して解釈し，安静臥床時 10～30 mmHg をカットオフ値として他の所見とも組み合わせて軟部組織の血流を判断していくことが大切である．

3．TBI/TP(toe brachial index；足趾上腕血圧比/toe pressure；足趾血圧)

足趾は動脈石灰化の影響が少なく，ABI/AP に比べ末梢組織血流を反映すると言われているため，虚血が進行した患者では ABI/AP よりも信頼性が高い．虚血の判断のカットオフ値は TBI 0.6～0.7 程度とされている[5]．CLI 重症度分類である Rutherford 分類においても客観的基準の 1 つとして用いられる（カットオフ値：TP 30 mmHg or 40 mmHg）．問題点としては，やはり足趾の創傷・壊死がある場合には測定自体が不能なこと，創傷の近傍の軟部組織の評価はできないことである．創傷の治癒能を判定するというより，虚血のスクリーニングとして用いることに適している．

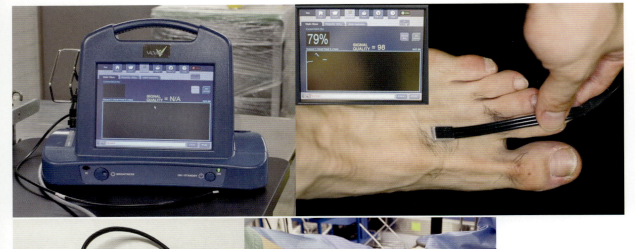
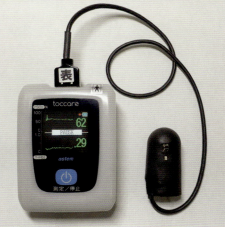
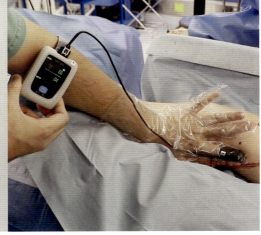

図 6. StO$_2$(rSO$_2$)測定
a：Tissue Oxymeter OXY-2®
b：toccare®（写真提供元　左：株式会社 astem，右：静岡県立静岡がんセンター再建・形成外科　中尾淳一）

4．NIRS(near-infrared spectroscopy；近赤外線分光法)（図6）

近赤外線を用いて，軟部組織内のヘモグロビン酸素飽和度(tissue oxygen saturation；StO$_2$，単位%)を測定する機器である．プローブを皮膚表面に当てるだけで測定でき完全非侵襲で簡便，また，1点あたり10～20秒程度と速い測定ができるため，短時間に複数箇所を測定できる利点がある．測定深度はプローブによって変化し，皮下数mm～3cm程度までのやや深い深度が測定できる．一般的な機器としては tissue oxymeter OXY-2®(Vioptix 社)，O2C®(LEA 社)などがある．近年非常に小型化された toccare®(astem 社)が発売され，より簡便で効率的な測定が可能になると思われる．NIRS が CLI 検査に用いられた歴史は浅いが，近年 evidence が徐々に増加し，2015年度末梢閉塞性動脈疾患の治療ガイドライン[5]の「下肢動脈閉塞に対する検査」の項目にも限定的ながら記載されている．

使用法，基準値に関してはまだ evidence が集積されておらず現状では参考値に留まる．運動負荷による下腿部の酸素化評価など，下肢虚血のスクリーニングに関する報告は比較的多いが，CLI 足部の軟部組織の評価という点では報告がなかった．2014年に Kagaya, Ohura ら[4]は NIRS を足部軟部組織の血流評価に用いた報告を行い，虚血と非虚血のカットオフ値は30～50%の間にあると示した．検査の特徴として同一部位での測定安定性に優れており，一般的には皮弁血流モニタリングによく用いられ，カットオフ値は30～40%とさ

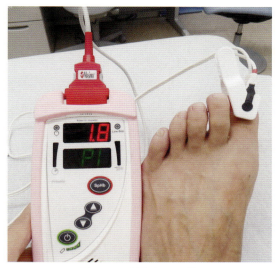

図 7. PI 測定（Rad-5®）

れる[13]．EVT 前と EVT 後 4 週に創傷付近の同一部位の StO$_2$ 値が 2 割上昇したという報告があり[14]，血行再建後の創傷部位の血流改善の評価に用いることもできると考えられる．

現時点で明確なカットオフ値は明らかになっていないが，現時点では過去の報告から概ね 30～50％を目安とするとよい．測定位置を選ばず，創傷の近傍あるいは創傷内の肉芽自体の測定もできる利点がある．さらなる利点として，1 か所あたりにかかる測定時間が短く，短時間で複数点の測定が可能であるため，Real Angiosome の概念に基づきまだらな血流となっている CLI 軟部組織血流を多点でとらえることができる．数点の基準点を決めておき経時的に変化を見ることなど CLI の検査として有効に使える可能性があり，今後のデータ集積・evidence の構築が望まれる．

5．PI（perfusion index；灌流指標）（図 7）

末梢組織における動脈血による拍動性成分と，静脈血や軟部組織，骨を含む非拍動性成分の比をパーセント表示したものである．現在，足趾部の灌流を検査する方法としては，最も簡便な方法である．MASIMO 社製パルスオキシメータ（Rad-5®）によって SpO$_2$ に付随的に測定され，PI は指尖血流量の変化と相関していることが報告されている[15]．測定レンジは 0.02～20％で，虚血のカットオフ値に関してははっきり evidence が構築されていないが，一例として 1.0％という値が提案されている[15)16)]．虚血のスクリーニング検査として有効な可能性がある一方，経時的測定ができる特徴を活かし，血行再建術中のリアルタイム測定も試みられている[15]．TBI/TP と同様に，足趾に壊死・創傷がある場合に測定できず，創傷の近傍で測定できないなどの欠点はあるが，TBI/TP に比べ測定が簡便で短時間，マンシェットを用いない分侵襲度が少ないというアドバンテージがある．

6．LSFG（laser speckle flowgraphy）（図 8）

LSFG（LSFG-ANW®，ソフトケア社）は，血流を測定したい皮膚面に波長 830 nm の近赤外光を照射し，表面より 1 mm 程度の深さまで深達し，組織内を流れる赤血球によって反射散乱した光を CCD カメラでとらえ，ランダムな斑点模様となり末梢組織の血流速度分布を 2 次元マップでとらえることができる[17]．完全に非侵襲で，測定時間は 4 秒，血流速度マップは毎秒 30 コマの動画で連続的に示される．眼科領域で，網膜血流の評価に用いられている報告が多い[18]．ピンポイントの部位で血流評価量（赤血球の移動速度）を表すMBR（mean blur rate）値を算出することができるが，単位のない相対値である[17)18)]．測定値は絶対値ではないため，スクリーニング検査としては用いることが難しいが，他の検査と組み合わせて足部内の基準点を設けることで虚血部位・デブリー

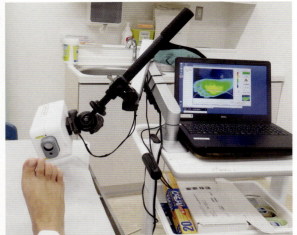
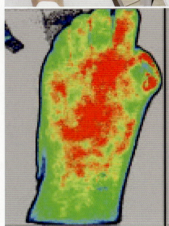
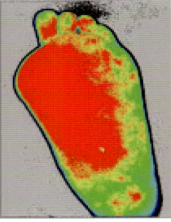
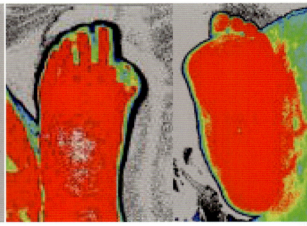

図 8. LSFG 測定
a：LSFG-ANW®　　b：バイパス前　　c：バイパス後

a	
b	c

ドマンをすべき範囲の判定に用いることができる可能性がある（例えば，足首部分の SPP 値や StO_2 値を測定し，非虚血部位の基準点をつくる）．図2の Real Angiosome の概念で表される CLI 足部のまだらな血流を可視化でき，血行再建術前後などリアルタイムでの血流変化の評価に適しているが，まだ CLI に用いられた歴史が浅く，evidence が少ない．NIRS と同様に，今後のデータ集積・evidence の構築が望まれる．

まとめ

CLI における軟部組織血流評価・非侵襲検査法に関して解説した．CLI では血行再建後に創傷治癒する症例・しない症例があり，その原因の一つとして末梢軟部組織の微小循環障害がある．創傷治癒のために微小循環を考慮した治療が必要であり，血行再建は皮膚灌流まで改善することが重要である．創部を評価するためには軟部組織側からの血流評価が大切であるが，特に末期 CLI 症例では足部循環は非常に複雑化しており適切な軟部組織血流評価は難しい．単一の所見や指標に頼らず，状況に応じて様々な角度からのアプローチを試みるとよい．

参考文献

1) 市岡　滋，寺師浩人編：足の創傷をいかに治すか―糖尿病フットケア・Limb Salvage へのチーム医療―，克誠堂出版，2009.
2) Iida, O., et al.：3-year outcomes of the OLIVE registry, a prospective multicenter study of patients with critical limb ischemia：a prospective, multi-center, three-year follow-up study on endovascular treatment for infra-inguinal vessel

in patients with critical limb ischemia. JACC Cardiovasc Interv. 8(11): 1493-1502, 2015.
3) Attinger, C. E., et al.: Angiosomes of the foot and ankle and clinical implications for limb salvage: reconstruction, incisions, and revascularization. Plast Reconstr Surg. 117(7 Suppl): 261S-293S, 2006.
4) Kagaya, Y., Ohura, N., et al.: 'Real angiosome' assessment from peripheral tissue perfusion using tissue oxygen saturation foot-mapping in patients with critical limb ischemia. Eur J Vasc Endovasc Surg. 47(4): 433-441, 2014.
5) 日本循環器学会ほか：末梢閉塞性動脈疾患の治療ガイドライン（2015年改訂版）．
6) 藤代健太郎：ABIとPWV その基本的留意点．臨床検査．61：232-237，2017．
7) 高坂仁美：皮膚灌流圧と経皮的酸素分圧測定．臨床検査．61：246-252，2017．
8) Castronuovo, J. J. Jr., et al.: Skin perfusion pressure measurement is valuable in the diagnosis of critical limb ischemia. J Vasc Surg. 26(4): 629-637, 1997.
9) Yamada, T., et al.: Clinical reliability and utility of skin perfusion pressure measurement in ischemic limbs—comparison with other noninvasive diagnostic methods. J Vasc Surg. 47(2): 318-323, 2008.
10) Brownrigg, J. R., et al.: Performance of prognostic markers in the prediction of wound healing or amputation among patients with foot ulcers in diabetes: a systematic review. Diabetes Metab Res Rev. 32 Suppl 1: 128-135, 2016.
11) 愛甲美穂ほか：透析患者における末梢動脈疾患―リスク分類（鎌倉分類）を用いたフットケア介入による重症下肢虚血進展防止に対する有用性―．透析会誌．49(3)：219-224，2016．
12) Mills, J. L. Sr., et al; Society for Vascular Surgery Lower Extremity Guidelines Committee: The Society for Vascular Surgery Lower Extremity Threatened Limb Classification System: risk stratification based on wound, ischemia, and foot infection(WIfI). J Vasc Surg. 59(1): 220-234, e1-2, 2014.
13) Kagaya, Y., Miyamoto, S.: A systematic review of near-infrared spectroscopy in flap monitoring: Current basic and clinical evidence and prospects. J Plast Reconstr Aesthet Surg. 71(2): 246-257, 2018.
14) Boezeman, R. P., et al.: Monitoring of foot oxygenation with near-infrared spectroscopy in patients with critical limb ischemia undergoing percutaneous transluminal angioplasty: a pilot study. Eur J Vasc Endovasc Surg. 52(5): 650-656, 2016.
15) 小笠原大輔ほか：末梢動脈疾患の血管内治療における新たな灌流指標"Perfusion Index"の有用性．日下肢救済足病会誌．8(1)：53-59，2016．
16) 小林直美ほか：Perfusion Index（PI）を用いたPAD患者早期発見への取り組み．日下肢救済足病会誌．9(3)：185-187，2017．
17) 大浦武彦ほか：操作が簡単なレーザースペックルフログラフィー（LSFG，下肢血流測定器）の使用経験～痛みがなく4秒で撮れて且つカラーマップで示される血流計～．日下肢救済足病会誌．7(3)：173-184，2015．
18) 井口　純ほか：レーザースペックル法により治療過程を評価した網膜血管閉塞性疾患5例．あたらしい眼窩．27(2)：260-264，2010．

アトラス きずのきれいな治し方

改訂第二版
―外傷、褥瘡、足の壊疽からレーザー治療まで―

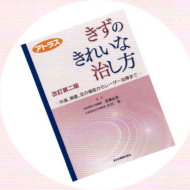

編集／日本医科大学教授　百束比古　　日本医科大学准教授　小川　令
2012年6月発行　オールカラー　B5判　192頁　定価（本体価格5,000円＋税）

「きず」をいかに少なく目立たなくするかをコンセプトとして、オールカラーアトラス形式はそのままに、**詳細な縫合法、褥瘡、瘢痕拘縮**など、内容を**大幅ボリュームアップ**して**大改訂**！
「きず」を診る全ての医師、看護師の方々、是非手にお取り下さい！

---

1. きずの種類と治り方
   ―きれいなきずになるまでの考え方―
2. きずの保存的な治し方
   ―消毒剤・外用剤・創傷被覆材の種類と使い方―
3. 手術で治す方法
   ―形成外科の縫い方と皮膚移植―
4. 顔のきず・その治し方
   ―新しくできた顔のきずの治療で気をつけること―
5. 指のきずの治療と管理
   ―指の治療で気をつけること―
6. 慢性創傷と治し方（総論）
   ―古いきずを治すには―
7. 褥瘡の治療
   ―とこずれをどう治療するか―
8. 放射線潰瘍
   ―放射線でできた潰瘍はなぜ治りにくいか―
9. 下腿潰瘍
   ―治りにくいのはなぜか、手術はどうやるのか―
10. 足の壊疽
    ―治りにくいのはなぜか、どうやって治療するのか、どこで切断するのか―
11. 熱傷・熱傷潰瘍
    ―やけどとその後遺症はどうするか―
12. 瘢痕・瘢痕拘縮
    ―整容と機能の両面から―
13. ケロイドと肥厚性瘢痕
    ―赤く盛り上がったきずあとは何か―
14. きずから発生する重篤な疾患について
    ―ラップ療法など密閉療法によるものを含めて―
15. 美容目的の異物埋(注)入と傷跡
    ―顔面と乳房―
16. 傷跡のレーザー治療
    ―美容外科ではきずにどう対応するか―
17. スキンケアの実際
    ―皮膚をやさしく扱うには―
18. 傷跡のリハビリテーション

コラム　陰圧閉鎖療法（VAC療法）―その理論と実際―
　　　　局所皮弁法の新しい波―穿通枝皮弁とプロペラ皮弁―
　　　　切断指、デグロービング・リング損傷の治療
　　　　消毒の誤解・ラップ療法の功罪
　　　　再生医療と成長因子の知識
　　　　マゴットセラピーについて
　　　　薄い皮弁による整容的再建
　　　　―皮弁は厚いという常識への挑戦―
　　　　産婦人科手術とケロイド
　　　　きれいな刺青の除去

（株）全日本病院出版会

〒113-0033　東京都文京区本郷3-16-4
TEL：03-5689-5989　FAX：03-5689-8030
http://www.zenniti.com

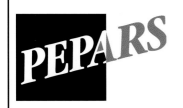

◆特集／下肢潰瘍・下肢静脈瘤へのアプローチ

重症下肢虚血
遠位バイパス術に必要な知識と手技

綾部　忍[*1]　姜　成樹[*2]　延山文美[*3]　阿古目健志[*4]　元村尚嗣[*5]

Key Words：末梢動脈疾患（peripheral arterial disease；PAD），重症下肢虚血（critical limb ischemia；CLI），血管内治療（endovascular therapy；EVT），遠位バイパス術（distal bypass），*in situ* 法（*in situ* saphenous vein graft）

Abstract　末梢動脈疾患（PAD）は世界中で増加の一途をたどっている．PAD の中でも糖尿病や末期腎不全を合併した重症下肢虚血（CLI）は最も治療が難しく，感染や神経障害，足変形が絡んで病態が複雑になるため，血行再建と創傷治療を並行して行うことが重要である．血行再建法は主に血管内治療（EVT）とバイパス手術の 2 つに分けられ，EVT は循環器内科医に，バイパス手術は心臓血管外科医に依頼することが多い．
　糖尿病合併例では下腿動脈病変を多く認めるため遠位バイパス術が必要とされる症例も多いが，本邦においては施行する医師はまだ不足している．そのため末梢に吻合可能な血管が残っていても手術不能もしくは手術適応なしと判断され，やむなく切断術が選択される場合がある．
　形成外科医は創傷治療の専門家であると同時に microsurgeon でもあるため，創傷治療のゴールを描きながら積極的に血行再建にかかわることで，より多くの患者の救肢に貢献できると思われる．

はじめに

　末梢動脈疾患（peripheral artery disease；PAD）の中でも糖尿病や末期腎不全を合併した重症下肢虚血（critical limb ischemia；CLI）は最も治療が難しく，感染や神経障害，足変形が絡んで病態が複雑になっており，血行再建と創傷治療を並行して行うことが重要である．糖尿病合併例では下腿動脈病変を多く認めるため，遠位バイパス術が必要とされる症例も多いが，心臓血管外科領域でも難易度の高い手術とされており，本邦においては施行する医師はまだ不足している．形成外科医は創傷治療の専門家であると同時に microsurgeon でもあるため，創傷治療のゴールを描きながら積極的に血行再建に関わることで，より多くの患者の救肢に貢献できると思われる．そのコンセプトの下，当院では 2007 年より形成外科で遠位バイパス術（distal bypass）を担当してきた．本稿では，当施設の結果を示すとともに，CLI に対する遠位バイパス術に必要な知識と手技，特に *in situ* saphenous vein graft（*in situ* 法）について述べる．

対象と方法

1．対　象

　本稿では遠位バイパス術の定義としてバイパスの末梢吻合部を下腿 3 分枝以遠に求めるものとした．当科では 2007 年 7 月から 2018 年 2 月までの間に，61 例の遠位バイパス術を施行した．対象の

[*1] Shinobu AYABE，〒581-0011　八尾市若草町 1-17　八尾徳洲会総合病院，形成外科部長・創傷ケアセンター長
[*2] Songsu KANG，八尾徳洲会総合病院形成外科，医員
[*3] Ayami NOBUYAMA，八尾徳洲会総合病院形成外科，医員
[*4] Kenji AKOME，八尾徳洲会総合病院形成外科，医員
[*5] Hisashi MOTOMURA，〒545-8585　大阪市阿倍野区旭町 4-3　大阪市立大学大学院医学研究科形成外科学，主任教授

表 1. Patient characteristics

Patient characteristics	Patient number (n=61)
Age	68.3 (46〜86)
Male	49 (80.3%)
Diabetes	36 (59%)
Coronary artery disease	20 (32.8%)
Cerebrovascular accident	9 (15%)
Hemodialysis for ESRD	23 (37.7%)
HCT %	34.7
Ejection fraction	66.5
Rutherford classification 5 & 6	49 (80.3%)
Previous treatment	
EVT	46 (75.4%)
F-P bypass	4 (6.6%)
Distal bypass	2 (3.3%)

表 2. Location of Proximal Anastomosis

Inflow Artery	n=61
Femoral	41 (67.2%)
CFA	10 (16.4%)
SFA	30 (49.1%)
Popliteal	19 (31.1%)
AKPA	10 (16.4%)
BKPA	9 (14.8%)
SIEA	1 (1.6%)
EIA	1 (1.6%)

表 3. Location of Distal Anastomosis

Outflow artery	n=61
Anterior tibial	0
Posterior tibial	25 (41.0%)
Peroneal	2 (3.3%)
Dosalis pedis	27 (44.3%)
Plantar	7 (11.5%)

表 4. Type of Conduit

Conduit	n=61
Venous conduit	60 (98.4%)
GSV in situ	41 (67.2%)
with spliced	4 (6.5%)
GSV reversed	17 (27.9%)
with spliced	1 (1.6%)
GSV nonreversed	2 (3.3%)
Composite	
Prosthetic (PTFE) +vein patch	1 (1.6%)

患者背景，吻合部位（近位，遠位），使用したグラフトの種類を表1〜4に示す．術式は in situ 法が41例（67.2%）と最多であった．

2．術前検査

血流障害部位の評価としてエコー，digital subtraction angiography（DSA），CT angiography（CTA）をルーチンに行っている．エコーの際，プローブの圧迫により血管が変形するかどうかを見ることができ血管性状の評価に役立つ．

造影剤アレルギーや腎機能低下例ではこの限りでなく，炭酸ガス造影の併用も考慮する．DSAによる動脈開存部位とCTAによる動脈石灰化の程度・範囲の評価をよく比較し，どこに吻合するかを十分に検討する．

吻合部はできるだけ石灰化の少ない部分を選択すべきで，CTA の maximum intensity projection（MIP）像と CT の元画像（横断像）を参考にしている（図1）．

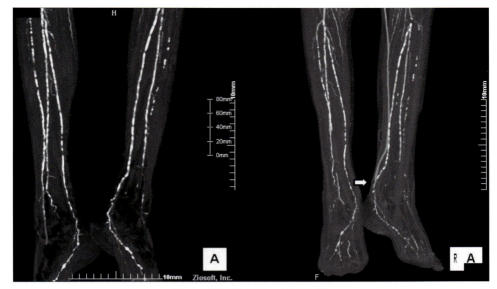

図 1. 術前後 CTA　MIP 画像
透析歴 8 年の石灰化動脈に対するバイパス術. 最も石灰化の薄くなっている部分(矢印)が吻合の toe となるように吻合した. (文献 1 より引用)

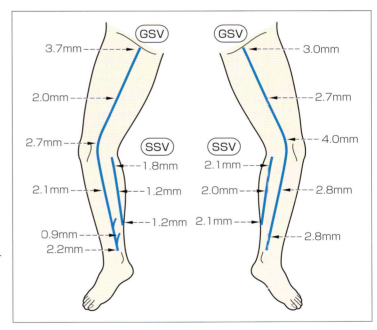

図 2.
Vein mapping
術前検査としてエコー下に vein mapping を行う.
大伏在静脈(GSV), 小伏在静脈(SSV)の内径・走行を評価する.

　手術に先立ちエコー下に代用血管として使用する大伏在静脈(great saphenous vein；GSV), 小伏在静脈(small saphenous vein；SSV)の内径・走行を評価(vein mapping)しておく[1](図 2). 以前は静脈径が 2.5 mm 以上ある場合に使用可能としていたが, 最近ではレメイト　ハイドロコーティング静脈弁カッター(レメイト・バスキュラー合同会社)が 1.5 mm の小口径に改良されたため, 静脈径が 2 mm 以上ある場合に使用可能としている.

　さらに手術前日にはエコーを用いて GSV・SSV の走行, 動脈吻合部位のマーキングを体表に行う. グラフトの損傷, 狭窄や距離が足りない場合に備えて, 使用する予定より長めにマーキングしておく.

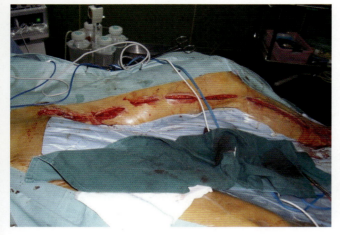

図 3.
皮膚切開
皮膚切開は皮弁血流に配慮して分節状に行う．
（文献 1 より引用）

3．手術方法

A．体　位
患者を仰臥位として，大腿を少し外旋し膝関節を約 30°屈曲させた位置とし，膝の下に枕を入れておくと安定する．

B．消　毒
鼠径部を除毛し患肢全体を消毒する．外腸骨動脈は鼠径靱帯を境界線として総大腿動脈に移行するため，鼠径靱帯をマーキングして見えるようにしておく．鼠径靱帯は上前腸骨棘と恥骨結合の間にあるが，肥満者に見られる腹部と大腿間の皺より 3～5 cm 頭側にあるので注意する．総大腿動脈は上前腸骨棘と恥骨結合の中点を通る．

C．末梢吻合部の露出
術前造影で，可及的に病変が少なく，かつ虚血部に有効に血流を供給できる部位を選択するが，血管造影で吻合可能な動脈が造影されない場合であっても，エコーで血流・内腔が確認できる場合がある．石灰化が強い場合でも足関節などの可動域では石灰化の少ない部位を認めることが多い．

マーキングに沿って皮膚切開する．虚血肢であるため皮膚切開部から吻合部まで距離があると皮下剥離により皮弁壊死を起こすことがある．そのため，切開は動脈の近くで丁寧に行う必要がある．術野の展開にはウェイトラナー開創器が便利である．

末梢吻合予定の動脈は，分枝を可及的に温存するよう剥離し，できるだけ病変の少ないところを選択するよう努めることが最も重要であり，病変の少ない動脈への吻合は容易で，かつ，より長期間の開存を期待できる[2]．動脈の剥離は最小限にとどめ，滑りのよいシリコン性の血管テープを動脈周囲に通しておく．

D．中枢吻合部の露出
中枢吻合部位は総大腿動脈が理想的な inflow vessel であるが，救肢という観点からは浅大腿動脈もしくは深大腿動脈を用いても問題ないとされている．最近では EVT の治療成績も向上しており，中枢側には EVT，末梢側にはバイパス術を行うハイブリッド治療も行われるようになった．そのため病変が下腿動脈に限局している場合やグラフトの長さが十分に取れない場合は膝窩動脈を中枢吻合とすることも検討する．

鼠径部に GSV に沿って 10 cm ほどの皮膚切開を行い，鼠径靱帯に向かって延長する．中枢部の GSV を剥離し，分枝を結紮切離し，吻合予定部位に届く範囲で遊離しておく．Sapheno-femoral junction (SFJ) を剥離し血管テープを通しておく．この皮膚切開から大腿動脈を剥離する．総大腿動脈，浅大腿動脈および深大腿動脈を剥離し，それぞれに血管テープを通しておき，遮断鉗子がかかることを確認しておく．

E．グラフトの準備
遠位バイパス術のグラフトは GSV が第一選択であるが，reversed graft か in situ graft かは議論の多いところである．開存率では両者に差はないとする報告が多く，現在では術者の選択に任されている[3)4)]．足部の動脈は内径 1～1.5 mm であ

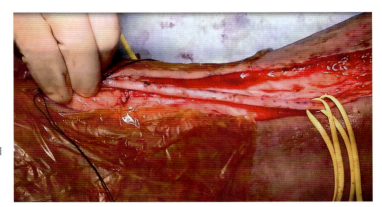

図 4.
グラフトの加圧拡張
ヘパリン加生理食塩水でグラフトを加圧拡張する．
（文献1より引用）

り，そうした小口径動脈に reversed graft の大口径で肉厚の静脈を吻合するのは違和感を覚える．東らは，レメイトの静脈弁カッターが開発され普及した今日，簡便に in situ 法が施行できるようになり，グラフトが良質である限り，好んで in situ 法で口径差の少ない末梢吻合を行っているとしており[5]，当科でも in situ 法を第一選択としている．同側の GSV が使用不能の場合には，同側の SSV，GSV 分枝，対側 GSV または SSV のいずれかを選択し，単一の静脈で十分な長さが得られなければ spliced graft を作製して使用した（表 4）．

皮膚切開は術前のマーキングに沿って行うが，皮弁血流に配慮して分節状に行う（図 3）．皮下脂肪の少ない患者の下腿では皮膚直下に GSV が存在するため慎重に切開する．剝離はモスキート鉗子で血管に直角に行う．平行に剝離すると分枝などを損傷する可能性がある．分枝は適宜結紮するが，グラフトを遊離する必要はない．遊離すると静脈弁カッターを使用する際に屈曲・捻じれの原因となり，静脈を損傷する可能性が高いからである．深部静脈との交通枝は同定しにくいが，残存するとバイパス血流が低下するため，確実に結紮しておく．すべての分枝を結紮する必要はないとの報告もあるが，十分な血流を末梢に届けるため，当科ではなるべく結紮するようにしている．あまりグラフトの近くで結紮すると狭窄するため注意する．末梢側は吻合予定部位に届く範囲で遊離しておく．

グラフト末梢側を結紮し，前面を横切開しアトムチューブなどでカニュレーションし，ヘパリン加生理食塩水で加圧拡張する（図 4）．この際，あまり強く注入すると静脈内皮を損傷することとなるため，加圧しすぎないように注意する．くびれが残る場合は片方の手でグラフトを愛護的に遮断し，分節的に圧をかけて拡張する．漏出のある部位は 7-0 ポリプロピレン糸で縫合し修復する．修復を行った後，ヘパリン加生理食塩水でグラフト内を満たしてクリップをかけておく．グラフトの捻じれを防止するために，前面に皮膚ペンを用いてマーキングしておく．その後 GSV を SFJ より結紮切離するが，ここでも大腿静脈に狭窄を作らないように注意する．深部静脈血栓症の原因となるためである．

次いで吻合部から最初の静脈弁（first valve）を直視下に剪刀で切除する．吻合部近くの弁をカッターで処理しようとするとカッターの先端が吻合部にかかってしまい，吻合部を損傷する可能性が高いためである．

F．中枢吻合

グラフトの準備ができたら，ヘパリン（50 U/kg）を全身投与し活性化全血凝固時間（ACT）が 200 秒を超えることを確認する．総大腿動脈，浅大腿動脈および深大腿動脈を遮断するが，遮断する前に血管壁を触診し，血栓や石灰化の有無を確かめておく．遮断に際して注意すべきことは血管の損傷であり，思い切り遮断するのではなく，最小の力で遮断し，内膜損傷を少なくすることが重要である．フォガティー鉗子は遮断部にゴムを装

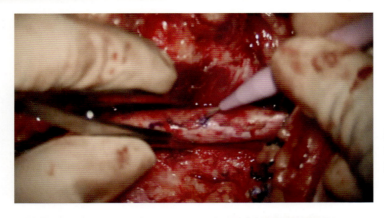

図 5.
中枢吻合動脈壁切開
動脈壁をビーバーメスで切開する．
(文献 1 より引用)

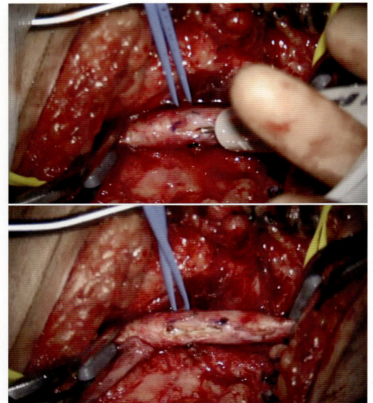

図 6.
パンチで楕円形に切開口を作成
パンチを使用し楕円形に切開口を作成する．
(文献 1 より引用)

着し内膜損傷が少ないため，我々は好んで用いている．高度に石灰化した部分に吻合せざるを得ない場合には，血栓内膜摘除術の追加を考慮する．

　ビーバーメスを使用し，動脈壁に小切開を加え血液が噴出することを確認する(図 5)．そしてポッツ剪刀で切開を拡大する．端側吻合の場合，切開口はその径の少なくとも 2 倍以上とすべきであると言われており，通常 2 cm 程度の切開口を作成する．動脈用パンチは血管壁を全層で切除できる器械で，冠動脈バイパス術で用いられるが，この 3 mm のものを使用し，slit ではなく楕円形に切開口を開けると edge の縫合が容易となる(図 6)．

　吻合には 6-0 ポリプロピレン両端針付き縫合糸を使用し，heel 1 点支持で連続縫合を行う．滑りがよいため，結節がゆるみ，ほどけやすいので 6 重程度の結節を作る必要がある．形成外科で行う通常のマイクロサージャリーと異なり，動脈硬化

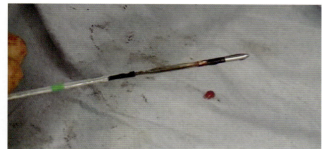
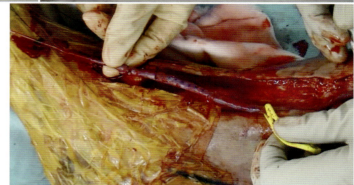

図 7.
静脈弁カッター
　a：カッターを閉じた状態
　b：カッターを開いた状態
　c：弁切開が終了すると動脈血が拍動性に流出する．
（文献 1 より引用）

の強い血管を吻合する際には裂けたり吻合部動脈瘤を形成したりすることがあるため，しっかり縫い代をとり，内膜を合わせて外翻させるよう心がける．また動脈壁に針を刺入する際，動脈硬化のため内膜が剥離しやすくなっており，必ず動脈内腔より刺入する．石灰化の強い場合，針が通らないことがあるが，その場合は多少縫い代が大きくなっても針の通るところを探して刺入せざるを得ない．

　吻合が終了したら吻合部を軽く圧迫し，ゆっくりと遮断解除する．吻合部からの漏出を認める場合は追加針をかけるが，必ずしも血管壁全層にかける必要はなく，外膜を拾ってかけた方が狭窄しにくい．

G．静脈弁カッター

　遮断解除して GSV に血流を流し始めるが，血流を再開しながらバルブカッターを使用することがコツである（図 7）．静脈弁カッターは末梢より挿入し，中枢吻合部の約 1.5 cm 以上末梢でカッターを開いて中枢側から末梢側に向かい，毎秒 1 cm 程度のゆっくりとした速度で引き抜く．弁がある部位では軽い抵抗を感じるので弁が切除されているのがわかる．弁が切開されると静脈が拡張し拍動を触知するようになる．強い抵抗がある場

合，無理な力を加えると広範に静脈を損傷する可能性があり，グラフトとして使用できなくなる場合がある．そのため強い抵抗を感じたら一度カッターを中枢側に挿入し回転してから，抵抗の少ない部分で引き抜いてみる．すべての弁切開が終了するとグラフト末梢から拍動性に動脈血が流出するのが確認できるが，流出が弱い場合はまだ完全切開されていない弁が存在しているので，弁切開を追加する．

H．末梢吻合

　動脈遮断にはマイクロブルドックを用いている．しかし動脈石灰化が非常に強く遮断できない場合は無理して鉗子で遮断したりせず，冠動脈バイパス用のパーソネット・プローブやバルーンを用いて内腔からの動脈遮断や CO_2 Blower，タニケットの使用を考慮する．分枝は血管テープや絹糸による牽引で血流遮断する．

　ビーバーメスを使用し，動脈壁に小切開を加えポッツ剪刀で切開を拡大する．動脈硬化の強い場合，slit 状に切開口を開けても十分に拡がらないので，楕円形にする方が内腔確保に有利であり edge の縫合が容易となるため，可能であれば中枢側と同様に 3 mm 動脈用パンチを使用する．径

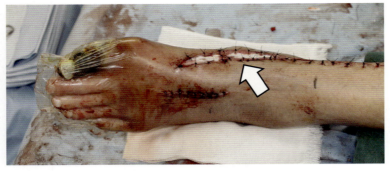

図 8.
閉創時の工夫
末梢吻合部をそのまま閉創すると緊張が強くなる場合は,無理に閉創せずに人工真皮を使用して減張する.

が小さくパンチが使用できない場合は剪刀で楕円形となるように動脈壁を切除する.

吻合には,8-0 ポリプロピレン両端針付き縫合糸を使用する.通常 heel 1 点支持で連続縫合を行っているが,径が小さい場合 heel に 3 点・toe に 5 点支持糸をおく方法を用いている.内膜剝離を予防するため,中枢吻合と同様に必ず動脈内腔より刺入する.

石灰化の強い場合,針が通らないことがあるが,末梢側では血栓内膜摘除は行わず,モスキートで軽く破砕したのち,刺入力の強い針で全層縫合を行う.あまり縫い代が大きくなると狭窄が生じる可能性があり,石灰化部分の亀裂の隙間に刺入したり,石灰化の破片を除去して刺入したりする.

最も石灰化が薄くなっている部分が吻合の toe となるように吻合する.

結紮の前に鉗子を緩めて動脈血を流し,エア抜きを行う.

I. 閉　創

末梢吻合部を閉創する際,そのまま閉創すると緊張が強くなりグラフトの圧迫が危惧される場合は,無理に閉創せずに人工真皮を使用して吻合部に緊張がかからないよう配慮する.ほとんどの場合,この欠損は特に植皮を必要とせずに 1 か月程度で上皮化する(図 8).足部創傷のデブリードマンを同時に行う場合,すべての縫合創をドレッシングした後で行う.

J. 周術期管理

透析患者の場合,術前 2 日間の連日透析を行い,透析終了直後から手術開始と考え,脱水予防のため 20 m*l*/hr 程度の低量輸液を行う.ヘマトクリットは 32～33% 程度に透析時に補正しておき,術中術後の輸血を極力避ける.術後は第 2 病日の透析を原則とする.その際,ドライウェイトを高めに設定し,透析中に血圧低下があればそれ以上の除水は行わない.術後 1 週間をめどに全身状態を見ながら通常ドライウェイトに戻していくが,血行再建に伴い循環動態が大きく変化したと考えられる場合には,ドライウェイトの再検討も考慮する.術後急性期には抗凝固療法,慢性期には抗血小板療法を中心とする抗血栓療法を行い,定期的な ABI 測定,超音波検査に加えて,透析時に触診によるグラフトチェックを行い,failing graft の早期発見に心がける[6].

結　果

代表症例を提示する(図 9).

当院での遠位バイパスの一次開存率は術後 1 年で約 60% であった.それ以降は大きな低下を認めなかった(図 10).Vein graft が枯渇していた 1 例で人工血管と vein patch,arteriovenous fistula を併用する Neville らの方法を行った[7].創閉鎖法としてはデブリードマンの後に陰圧閉鎖療法(negative pressure wound therapy;NPWT)などで保存的に上皮化させたものが多く,植皮術を要したものが 10 例,遊離皮弁術を要したものが 3 例であった.

考　察

PAD と糖尿病は世界中で増加傾向にあり,特にアジアでの増加が著しい[8)9)].またアジアでは末期腎不全患者が最も多い地域となっており,PAD

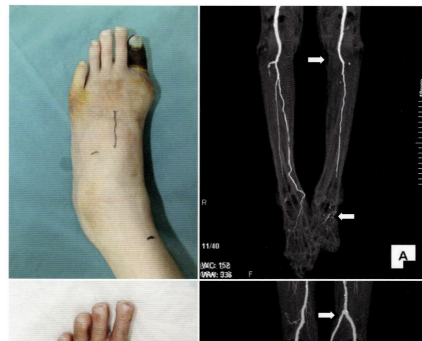
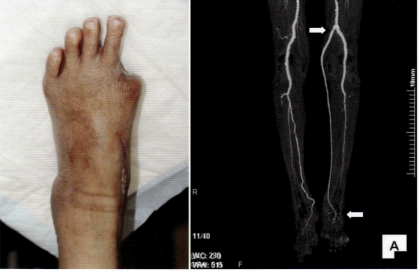

図 9.
代表症例
　a，b：術前
　　a：左母趾が壊疽となっている．
　　b：左前脛骨動脈・後脛骨動脈はいずれも起始部より閉塞し，腓骨動脈からの側副路を介して足背動脈がわずかに描出されている．
　c，d：術後
　　c：断端は治癒した．
　　d：浅大腿動脈遠位から足背動脈に遠位バイパス術が施行されている．

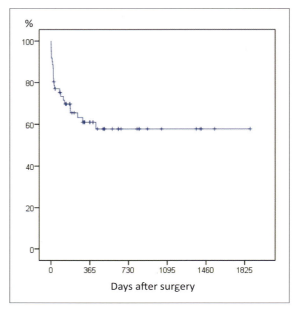

図 10.
Primary Patency Rates

患者の多くは糖尿病もしくは末期腎不全を合併している[10]．PADの中でも糖尿病や末期腎不全を合併したCLIは最も病状が進行した治療の困難な患者群であり，アジア各国において差し迫った医療問題となっている．糖尿病や末期腎不全を合併したCLIは，感染や神経障害，足変形が絡んで病態が複雑となっており，血行再建と創傷治療を並行して行うことが重要である．血行再建には大きく分けて血管内治療（endovascular therapy；EVT）とバイパス手術の2つに分けられ，EVTは循環器内科医に，バイパス手術は心臓血管外科医に依頼することが一般的である．

糖尿病合併例ではメンケベルグ型の動脈硬化として知られる中膜の高度な石灰化により下腿動脈病変を多く認めるため，遠位バイパス術が必要とされる症例も多い．動脈硬化先進国である米国からはすでに1,000例を超える足関節領域へのバイパス手術が報告されているが[11]，心臓血管外科領域でも難易度の高い手術とされており，本邦においては施行する医師はまだ不足している．そのため末梢に吻合可能な血管が残っていても手術不能もしくは手術適応なしと判断され，やむなく切断術が選択される場合がある．

このような背景もあり，最近では形成外科で遠位バイパス術を施行する施設を認めるようになった[12)13)]．

前述のように糖尿病や末期腎不全を合併したCLIは血行再建と創傷治療を並行して行うことが重要である．近年ではNPWTなど新しいデバイスの開発・普及により，従来は植皮術や遊離皮弁術などで再建が必要であった骨露出創なども保存的に治癒に至る症例もよく経験するようになった．最終的な救肢のポイントは創閉鎖と歩行機能の温存であり，創傷治療の専門家であると同時にmicrosurgeonでもある形成外科医が創傷治療のゴールを描きながら積極的に血行再建にかかわることで，より多くの患者の救肢に貢献できると思われる．

まとめ

CLIに対する遠位バイパス術，特にin situ saphenous vein graft（in situ法）について必要な知識と手技につき述べた．

形成外科医は創傷治療の専門家であると同時にmicrosurgeonでもあるため，創傷治療のゴールを描きながら積極的に血行再建にかかわることで，より多くの患者の救肢に貢献できると思われる．

参考文献

1) 綾部　忍ほか：【糖尿病性足潰瘍の局所治療の実践】形成外科医の行う distal bypass．PEPARS. **85**：59-67，2014．
2) Dormandy, J. A., et al.：Management of peripheral arterial disease (PAD). TASC Working Group. TransAtlantic Inter-Society Consensus (TASC). J Vasc Surg. **31**：S217-S260, 2000.
3) Moody, A. P., et al.：In situ versus reversed femoropopliteal vein grafts：long-term follow-up of a prospective, randomized trial. Br J Surg. **79**：750-752, 1992.
4) Watelet, J., et al.：Femoropopliteal bypass：in situ or reversed vein grafts? Ten year results of a randomized prospective study. Ann Vasc Surg. **11**：510-519, 1997.
5) 東　信良ほか：糖尿病合併重症虚血肢に対する下腿動脈以下へのバイパス術―石灰化動脈への吻合法を中心に―．脈管学．**44**：653-658，2004．
6) 中村　隆ほか：慢性透析患者の下肢閉塞性動脈硬化症に対する透析施設内での外科的治療．日血外会誌．**13**：573-578，2004．
7) Neville, R. F., et al.：Distal vein patch with an arteriovenous fistula：a viable option for the patient without autogenous conduit and severe distal occlusive disease. J Vasc Surg. **50**：83-88, 2009.
8) Fowkes, F. G., et al.：Comparison of global estimates of prevalence and risk factors for peripheral artery disease in 2000 and 2010：a systematic review and analysis. Lancet. **382**：1329-1340, 2013.
9) Ogurtsova, K., et al.：IDF Diabetes Atlas：global estimates for the prevalence of diabetes for 2015

and 2040. Diabetes Res Clin Pract. **128**：40-50, 2017.
10) Prasad, N., Jha, V.：Hemodialysis in Asia. Kidney Dis(Basel). **1**：165-177, 2015.
11) Pomposelli, F. B., et al.：A decade of experience with dorsalis pedis artery bypass：analysis of outcome in more than 1000 cases. J Vasc Surg. **37**：307-315, 2003.
12) 綾部　忍ほか：重症下肢虚血に対する形成外科による bypass 術の治療戦略．創傷．**3**(1)：13-18, 2011.
13) Tanaka, Y., et al.：Revisiting microsurgical distal bypass for critical limb ischemia. J Reconstr Microsurg. **32**(08)：608-614, 2016.

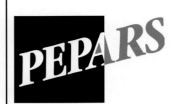

◆特集／下肢潰瘍・下肢静脈瘤へのアプローチ
重症下肢虚血
創傷治療医が診る血管内治療

寺部　雄太[*1]　鬼塚彩由美[*2]　嶋﨑仁孝[*3]

Key Words：血管内治療(endovascular therapy；EVT)，重症下肢虚血(critical limb ischemia；CLI)，末梢血管バイパス(peripheral vascular bypass)，創傷治療(wound therapy)，血行再建(revascularization)

Abstract　重症下肢虚血において，血行再建は必須の治療方法である．主な血行再建には，血管内治療と末梢血管バイパス術がある．血行再建のうち血管内治療は技術やデバイスが向上しており，治療方針も変化してきている．それに伴い各種ガイドラインも改訂されており，創傷治療にも影響を与えている状況である．
　創傷治療医は，めまぐるしく変わる情報を獲得しながら，血管内治療について創傷の立場から見る必要がある．血管造影画像から治療デバイスおよびその後の治療方針について，エビデンスを交えて述べてさせてもらう．

はじめに

　血管内治療は，昨今様々なデバイスが開発，技術の進歩が進み著しく治療内容が変化している．血管内治療医は循環器医・放射線科医のみならず，血管外科医，創傷治療医も血管内治療を行い，色々な視点からの考え方が増えて，データも集まりつつある．
　今回は創傷治療医として，重症下肢虚血(critical limb ischemia；CLI)の血管内治療(endovascular therapy；EVT)に関して述べたい．

血管内治療とは

　EVTはカテーテルを使用した治療を指す．総腸骨動脈(一部腹部大動脈も含む)から足部の動脈(足背動脈，足底動脈)までが治療範囲である．膝窩動脈より中枢を above the knee(ATK)，末梢を below the knee(BTK)と領域を示している．近年は below the ankle(BTA)と言い，足関節以遠が治療範囲として行われるようになり，pedal archと言われる足背動脈と外側足底動脈を繋ぐところまで治療が可能となっており，pedal archの分類も出ている[1]．Pedal archの血行再建が可能であると大切断回避率が向上するというデータもある[2]．

血管内治療のデバイス

　従来のワイヤーやバルーンおよびステントのみのデバイスだけでなく，薬剤コーティングバルーン(drug-coated balloon；DCB)，薬剤溶出型末梢血管用ステント(drug-eluting stent；DES)，ステントグラフト(stent graft；SG)の使用が可能となっており，レーザーや各種 atherectomy device など様々なデバイスが今後使用可能となる予定である．DCB，DESやSGに関しては，エビデンスが蓄積されつつある．DESでは，2012年より Ziver® PTX®(Cook Japan)が使用可能となっており，2年成績などが発表されている[3]．DCBでは本邦でも IN. PACT® Admiral 薬剤コーティングバルーン(日本メドトロニック株式会社)

[*1] Yuta TERABE, 〒196-0003　昭島市松原町3-1-1　東京西徳洲会病院形成外科，医長
[*2] Ayumi ONIZUKA, 同
[*3] Yoshitaka SHIMAZAKI, 同

やLutonixドラッグコーティングバルーンカテーテル®(株式会社メディコン)が使用可能となっており，データの報告が行われている．Downstream effectsといった問題も挙げられているが，2年開存率(primary patency)は既存のバルーンよりは良好である[4]．SGは，バイアバーン®バルーン拡張型ステントグラフト(日本ゴア株式会社)が使用可能となっており，今後バイアバーン®VBXバルーン拡張型ステントグラフトも使用可能となり，ATKの治療戦略が変わってくる．現段階で治療困難な様々な症例も近い将来治療が可能となってくると考えられる．

血管内治療の今後

本邦のEVTは，欧米に比べデバイスラグの問題がある．また，CLIの患者背景も血液透析患者が多く，BTK病変が多いことも特徴である．そのような背景もありEVTが困難な症例が多いが，その反面EVTの技術は世界トップクラスであり，EVTに関する論文も多数ある．

日本人のBTK以遠の血管は細く，再狭窄・閉塞も数か月以内に起こりやすい[5]．今後は，上記のデバイスが随時使用可能となってくることで，治療効果を向上・維持させ，かつ治療手段が増えることで治療計画は刷新されると考えられる．そのため，創傷治療医も治療計画を変える必要が出てくるため，ますます血管内治療医との連携は密に行っていく必要が出てくる．

創傷治療医が行う血流評価

別稿に詳細があるため，ここでは簡単に述べさせてもらう．足部の創傷を診た際に，創傷治療医は血流の評価を行う必要がある．創傷治療の経験を積むことで，ある程度予想がつくようになるが，これは絶対的な指標ではない．一般的には，脈の触知や皮膚再還流時間などを確認する．次に，皮膚灌流圧(skin perfusion pressure；SPP)や血管超音波検査およびmagnetic resonance angiography(MRA)やcomputed tomography angiography(CTA)を施行する．BTK病変が多い本邦では足関節上肢血圧比(ankle-brachial index；ABI)は正確な値が出ないため，CLIには不向きである．

血流の確認は，SPPに関しては最近では色々な意見が出てきているが，コンセンサスがあるのは30〜40 mmHg前後が血流での創傷治癒か否かの境界と言われていることである．EVT後のSPPの値が50 mmHg以上あると94％の創傷治癒率と言われている[6]．また，CTAやMRAでは，どの部位が狭窄や閉塞の病変かを確認でき，加えて超音波検査では確認しづらい腸骨動脈から腹部大動脈までを確認できる．また閉塞や狭窄があれば，その周囲の側副血行路の状況も判明できる．ただしBTKからBTAになるほど既存の装置では信憑性が下がるため，注意が必要である．血管超音波検査では，直接血管を確認することができ，狭窄や閉塞の病変を確認でき，加えて流速も調べることができる．しかし施行者の技量により差が生じる問題がある．

病変が確認できなかった場合やいまいちはっきりしない場合は，直接血管造影(aortography；AOG)を造影室で行うのがよい．侵襲はあるが，直接確認したい血管の状態が見えることと，必要に応じて冠動脈造影なども一緒に行うことができる．Polyvascular diseaseであるCLIにおいて他の部位の診断も重要であるので，有用である[7]．AOGにおいて重要なのは，必ず創傷のある部位を撮影することである．

創傷治療医が見る血行再建前血管造影画像

AOGは，多くの情報を創傷治療医に提供する．狭窄や閉塞の部位のみならず病変長や動脈硬化の状態などである．昨今ガイドラインがupdateされており，過去であればbypassの適応であった病変が，EVT優先やハイブリット治療を勧めるようになっている[8]．例えば大動脈-腸骨動脈領域で，総大腿動脈に内膜摘除を行い，腸骨動脈のステントをするハイブリット治療(class Ⅱa)や大腿-膝窩動脈領域では25 cm未満の病変はEVT

表 1. 2017ESC/ESVS Guidelines on the Diagnosis and Treatment of PAD

a．大動脈-腸骨領域の閉塞病変の治療勧告

Recommendations	Class	Lebel
An endovascular-first strategy is recommended for short (i.e. <5 cm) occlusive lesions.	I	C
In patients fit for surgery, aorto-(bi)femoral bypass should be considered in aorto-iliac occlusions.	II a	B
An endovascular-first strategy should be considered in long and/or bilateral lesions in patients with severe comorbidities.	II a	B
An endovascular-first strategy may be considered for aorto-iliac occlusive lesions if done by an experienced team and if it does not compromise subsequent surgical options.	II b	B
Primary stent implantation rather than provisional stenting should be considered.	II a	B
Open surgery should be considered in fit patients with an aortic occlusion extending up to the renal arteries.	II a	C
In the case of ilio-femoral occlusive lesions, a hybrid procedure combining iliac stenting and femoral endarterectomy or bypass should be considered.	II a	C
Extra-anatomical bypass may be indicated for patients with no other alternatives for revascularization.	II b	C

b．大腿-膝窩領域の閉塞病変の治療勧告

Recommendations	Class	Level
An endovascular-first strategy is recommended in short (i.e. <25 cm) lesions.	I	C
Primary stent implantation should be considered in short (i.e. <25 cm) lesions.	II a	A
Drug-eluting balloons may be considered in short (i.e. <25 cm) lesions.	II b	A
Drug-eluting stents may be considered for short (i.e. <25 cm) lesions.	II b	B
Drug-eluting balloons may be considered for the treatment of in-short restenosis.	II b	B
In patients who are not at high risk for surgery, bypass surgery is indicated for long (i.e. ≧25 cm) superficial femoral artery lesions when an autologous vein is available and life expectency is >2 years.	I	B
The autologous saphenous vein is the conduit of choice for femoro-popliteal bypass.	I	A
When above-the-knee bypass is indicated, the use of a prosthetic conduit should be considered in the absence of any autologous saphenous vein.	II a	A
In patients unfit for surgery, endovascular therapy may be considered in long (i.e. ≧25 cm) femoro-popliteal lesions.	II b	C

(Eur J Vasc Endovasc Surg, 2017 より抜粋)

が優先となっている（class I）ことなどが挙げられる（表1）．

そのため創傷治療医は，AOGで見る病変から血行再建の手段としてどの治療が適切であり，自身の施設で行える治療は何かを考えなくてはならない．

CLI の EVT の endpoint

CLIのEVTのendpointは，エビデンスのみでは定めづらい．EVTのみのエビデンスはそれなりに集積しつつあるが，一方創傷治療と組み合わせてのエビデンスではまだこれからの話であり，創傷治療医と血管内治療医が症例ごとにカンファ

レンスを行い，決めているのが大半と思われる．それはCLIと言っても，血管内病変は様々であり，創傷部位も様々であるからである．そして，一番の問題は患者自身の治療ゴールが様々であり，完全に治癒できる部位での治療が，患者にとって適切ではない場合も往々にして存在するからである(歩行困難や職場復帰困難など)．その点ではendpointは，簡単には記載できない．ただ治療には限界があり，それを治療する医療者側が把握していることが大事である．限界を超えた治療は上手に事が運ばないことが多い．

現段階での考えられるendpointは，EVT治療で改善は望めないか(バイパスなどは考慮できるか)，EVTを再狭窄・閉塞までに何度か行えるか，治癒が予想できる部位での治療を行い患者の社会復帰は可能か，保存的治療(創傷が存在しても)でも生活は可能かなどが挙げられる．

EVTと創傷治療の関わり

CLIにおいてEVTと創傷治療は組み合わせて行う治療となる．大多数の施設では，これらは別々の医師が担当しているため，双方がいかに連携できるかが，良好な治療結果を生む．

実際にEVTを行った際に，如何に創傷治療と組み合わせていくかが重要である．要点としては，EVTのタイミング，改善した血流と創傷の状況，EVTの内容などが挙げられる．

EVTのタイミングは，議論があるところである．EVT後の血流改善は，過去ではEVT直後ではなく数週間後と言われていた．しかし技術やデバイスが進歩した今では，EVT直後にも血流改善がみられ，創傷治療との兼ね合いのタイミングは変わってきている．タイミングの重要な点は，感染の有無と考えられる．感染がある場合は，なるべく創傷治療(いわゆるデブリードマン)とEVTのタイミングをタイムラグなく行うべきである．

EVT後の血管造影画像と創傷治療

改善した血流の状況で確認することは，創傷へのdirect flowやwound blushなどの確認である[9]．少なくともdirect flowがない状況での創傷治療は慎重に検討するべきである[10]．またdirect flowがあるが，その場に血流が貯留してしまうpoolingには注意が必要である．炎症が強い場合もpoolingするが，静脈還流が発達していない場合にpoolingが多く，創傷が浮腫の影響を受ける．

実際に行ったEVTの治療内容は，血管治療医に確認するべきである．どの病変を治療したか，そしてどのデバイスで治療したかは治療効果や治療効果期間に影響してくる．創傷治療において可能な限りEVT後の再狭窄・閉塞前に創傷治癒を得たい．通常ATKの治療では，1年の開存率がある程度期待できるが，BTKの治療では3か月で再狭窄・閉塞が起きる可能性が高い[5]．また治療により解離は起きていないか，解離の程度はどの程度かも確認する．重度の解離が起きているとバルーンのみの治療は再狭窄・閉塞のリスクは高い[11]．治療内容もバルーンのみであるかステントやDCB・DESを使用しているかでも異なってくる．特にデバイスを使用した際は血管内超音波検査で前拡張による血管の準備が十分に行われているかでも治療効果は変わってくる[12]．創傷治療医は，血管内治療医のEVTが上手・下手の把握ではなく，EVTの詳細な内容を議論した方が創傷治療の結果は良好になると想定される．

末梢血管バイパス術と血行再建

血行再建の方法として，EVTと並んで挙げられるのが末梢血管バイパス術(バイパス)である．一般的には，大腿-大腿バイパスや大腿-近位膝窩バイパスなどはEVTと同じ成績になりつつあるが，創傷治療医としては膝窩動脈病変での大腿-遠位膝窩バイパス，BTK病変および踵に及ぶ巨大な潰瘍病変の場合などは遠位バイパス術(distal bypass：前述の大腿-遠位膝窩バイパスも含む)や総大腿動脈病変における総大腿動脈内膜摘除などは施行可能か判断しておく必要がある．特にこれらの病変は，ハイブリット治療も考慮できるため，血管外科医との討議も必要になる．総大腿動脈内

表 2. The SPINACH (Surgical reconstructive versus Peripheral Intervention in patients with Critical limb ischemia) registry の外科的血行再建の推奨優劣
各項目の 1 ポイント（優位側＋1，劣位側－1）で血行再建の方法の推奨を示す

外科的血行再建が劣位	外科的血行再建が優位
過去の心血管リスク治療中断	WIfI W-3
Hb＜10 g/dL	WIfI fI-2/3
糖尿病	小切断既往
慢性腎臓病	CLI 発症後の血行再建
対側大切断	両側の重症下肢虚血

Circ Cardiovasc Interv. 2017 より

膜摘除は，近年 EVT でも遜色ないデータが出てきてはいるが，議論のあるところである[13]．

血行再建の選択

CLI を治療するにあたり当初から議論に上がっていることが，バイパスか EVT かの選択である．大量の血流と長期開存であれば末梢血管バイパス術（PVB）であり，低侵襲かつ短時間であれば EVT であるのが従来の認識で，そもそもバイパスか EVT どちらかの選択のみであるところは多い．しかし，近年は，前述のデバイスの進歩と技術の普及や PVB および EVT 単独ではなくハイブリッド治療を行う場合もあり，選択には迷う場合も多くない．血管外科医の中には，バイパスも EVT も行う医師が存在するため，その施設では双方の治療が可能である．創傷治療医が選択する場合には，いくつかの trial のデータを参照するのがよい．最近では SPINACH registry があり，バイパスの方が推奨される状況をスコア化している（表 2）[14]．またガイドラインでは，余生や栄養状態などの患者背景について触れられていることも多く，それらに関してもいくつかのスコアがあるので参照してもらいたい[15)16]．CLI の血行再建の手段をバイアスなく選べるのは，創傷治療医ではないかと考えている．

EVT 後のバイパス

EVT を行ったが，様々な理由で十分な血流が確保できなかった場合は，AOG を確認して他の手段を模索する．1 つは，確保できた血流までで保存的治療から大切断を含めて創傷治療を行う場合（図 1）でもう 1 つは，バイパスの考慮である．状態のよい大伏在静脈の存在と吻合先である末梢血管があることで，患者の状態が許せばバイパスを施行する．例えば ATK は EVT で治療して，BTK が困難であった場合に distal bypass を行うことである．

既存の血行再建困難例

技術の進歩やデバイスの進化があっても，EVT やバイパスが困難な場合がある．特に BTK までは血管が見られるが BTA の血管床がない場合がある．その場合に我々は，下肢逆行性静脈バイパス（distal venous arterialization；DVA）を考慮している．これは，distal bypass において遠位のバイパス吻合を静脈に行う方法である．DVA は 2000 年代に少しずつ報告され，本邦でも報告はあるが，少数報告にとどまっている[17]．血行再建の方法としては未だ結論が出ていない方法である上記のような条件のため重症例が多いためと予想される．末梢部に動静脈シャントをあえて作成し，吻合部周囲の血流を増加させ，それより末梢の静脈を動脈血流のようにして，血流を増加させることが目的である．しかし，血液透析における内シャントと同様で吻合部より盗血され，中枢に血流が戻ってしまうことがあり，どのような方法が適切かはまだ議論が必要な方法である．既存の血行再建で困難な場合は，血行再建の手段として考慮してもよい方法と考えている．

間接的血行再建の併用

現状としては，EVT 後の再狭窄・閉塞は創傷治

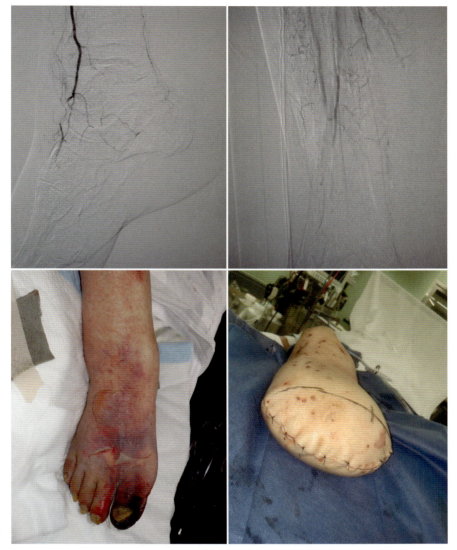

図 1. BTA の血管床がない場合の血行再建
a：EVT 前で BTA の血管床はなく，前脛骨動脈は足首あたりまで，後脛骨動脈はかろうじて写っている．
b：EVT 後では BTK の途中血管が途切れてしまった．
c：EVT 前の足部は明らかな虚血性感染を伴う状況
d：血流の状況と本人の状態から下腿切断となった．

療において最も難題である．EVT 後に wound bed preparation を行い，ようやく閉創の段階で再狭窄・閉塞が起こることをしばしば経験する．血行再建後にその効果を維持するために，および創傷治療を促進させるために，併用療法として間接的血行再建を行う．間接的血行再建の方法としては，高気圧酸素療法(hyperbaric oxygen therapy：HBOT)，LDL 吸着療法，脊髄刺激療法(spinal cord stimulation：SCS)，遠赤外線療法などを行っている．HBOT，LDL 吸着療法，SCS は，適応が限られるものであるが効果は高く，比較的多くのデータが出ている．一方で遠赤外線療法は比較的どの症例でも施行が可能であるが，効果はマイルドな印象である．

現状では，どの症例にどの治療が適しているかについて明らかではないが，大小はあるが効果の

みられる症例が多い．これらの基準を今後評価していく必要はある．

まとめ

CLI の治療において，血管内治療は血行再建の方法の1つである．刻々と変化する状況を学びながら，創傷治療に繋げていくことが大事である．創傷治療医は血管内治療医と上手に連携を取っていき，創傷治療の結果を向上させる必要がある．

参考文献

1) Kawarada, O., et al.：Predictors of adverse clinical outcomes after successful infrapopliteal intervention. Catheter Cardiovasc Interv. 80(5)：861-871, 2012.
2) Nakama, T., et al.：Clinical outcomes of pedal artery angioplasty for patients with ischemic wounds：results from the multicenter RENDEZ-VOUS registry. JACC Cardiovasc Interv. 10(1)：79-90, 2017.
3) Cipollari, S., et al.：Long-term Effectiveness of the Zilver PTX Drug-Eluting Stent for Femoropopliteal Peripheral Artery Disease in Patients with No Patent Tibial Runoff Vessels-Results from the Zilver PTX Japan Post-Market Surveillance Study. J Vasc Interv Radiol. 29(1)：9-17, e1, 2018.
4) Torii, S., et al.：Biologic drug effect and particulate embolization of drug-eluting stents versus drug-coated balloons in healthy swine femoropopliteal arteries. J Vasc Interv Radiol. 29(7)：1041-1049, e3, 2018.
   Summary　DCB の薬剤が遠位組織で塞栓を起こして，組織に悪影響を与える可能性がある．
5) Iida, O., et al.：Angiographic restenosis and its clinical impact after infrapopliteal angioplasty. Eur J Vasc Endovasc Surg. 44(4)：425-431, 2012.
6) Utsunomiya, M., et al.：Predictive value of skin perfusion pressure after endovascular therapy for wound healing in critical limb ischemia. J Endovasc Ther. 21(5)：662-670, 2014.
7) Aboyans, V.：Polyvascular disease：definition, epidemiology, relevance. In：PanVascular Medicine. 2nd ed. Lanzer, P., ed. Springer, Berlin, p. 4779e810, 2015.
8) Aboyans, V., et al.：2017 ESC Guidelines on the Diagnosis and Treatment of Peripheral Arterial Diseases, in collaboration with the European Society for Vascular Surgery (ESVS). Rev Esp Cardiol (Engl Ed). 71(2)：111, 2018.
9) Utsunomiya, M., et al.：Wound blush obtainment is the most important angiographic endpoint for wound healing. JACC Cardiovasc Interv. 10(2)：188-194, 2017.
10) Huang, T. Y., et al.：Direct revascularization with the angiosome concept for lower limb ischemia：a systematic review and meta-analysis. Medicine (Baltimore). 94(34)：e1427, 2017.
11) Fujihara, M., et al.：Angiographic dissection patterns and patency outcomes after balloon angioplasty for superficial femoral artery disease. J Endovasc Ther. 24(3)：367-375, 2017.
12) Iida, O., et al.：Drug-coated balloon vs standard percutaneous transluminal angioplasty for the treatment of atherosclerotic lesions in the superficial femoral and proximal popliteal arteries：one-year results of the MDT-2113 SFA Japan randomized trial. J Endovasc Ther. 25(1)：109-117, 2018.
13) Gouëffic, Y., et al.：Stenting or surgery for de novo common femoral artery stenosis. JACC Cardiovasc Interv. 10(13)：1344-1354, 2017.
14) Iida, O., et al.：Three-year outcomes of surgical versus endovascular revascularization for critical limb ischemia：the SPINACH study (surgical reconstruction versus peripheral intervention in patients with critical limb ischemia). Circ Cardiovasc Interv. 10(12)：2017.
15) Soga, Y., et al.：Two-year life expectancy in patients with critical limb ischemia. JACC Cardiovasc Interv. 7(12)：1444-1449, 2014.
    Summary　スコアで8点以上の人は2年以上の生命予後が期待できない．
16) Shiraki, T., et al.：The geriatric nutritional risk index is independently associated with prognosis in patients with critical limb ischemia following endovascular therapy. Eur J Vasc Endovasc Surg. 52(2)：218-224, 2016.
    Summary　GNRI を計算することで，生存率や下肢救済率が予想できる．
17) 東　信良ほか：重症虚血肢に対するバイパス手術の最先端―困難に対する挑戦―．脈管学．47：357-363, 2007.

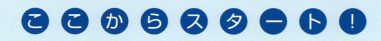

好評書籍

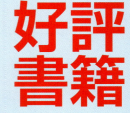

睡眠医療を知る
— 睡眠認定医の考え方 —

著 名古屋市立大学睡眠医療センター　センター長
中山明峰

2017年6月発売
定価（本体価格 4,500円＋税）
B5判　136頁

睡眠医療に興味があるすべての方へ！

眠れないから睡眠薬を処方する。果たしてそれが睡眠医療と言えるのか？
睡眠認定医 中山明峰先生の睡眠医療のノウハウをこの一冊に凝縮！
睡眠のメカニズムから、問診、検査、治療計画、睡眠薬処方、さらには中日新聞にて掲載されたコラム50編もすべて収録。
イラストレーター 中山信一氏のほのぼのとしたイラストを交えたすべての睡眠医療初学者に向けた一冊です。

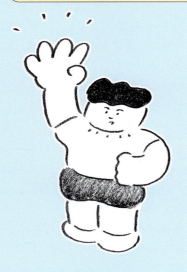

目　次
ステップ1　ここからはじめる睡眠医療
　問診とアンケートのとり方
ステップ2　睡眠検査を学ぶ
　1．睡眠脳波／2．PSG／3．携帯型睡眠検査
ステップ3　睡眠の仕組みを知る
　1．総論／2．不眠症と不眠障害
ステップ4　睡眠治療を実践する
　1．不眠に対する睡眠関連薬／2．睡眠関連呼吸障害群の診断／3．睡眠関連呼吸障害群の治療／4．その他の疾患

全日本病院出版会　〒113-0033　東京都文京区本郷3-16-4　Tel：03-5689-5989
http://www.zenniti.com　　Fax：03-5689-8030

◆特集／下肢潰瘍・下肢静脈瘤へのアプローチ

重症下肢虚血

重症下肢虚血に対する血管柄付き遊離皮弁移植術の適応とコツ

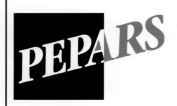

匂坂正信[*1] 大浦紀彦[*2] 屋宜佑利香[*3] 木村武一郎[*4]
中山大輔[*5] 倉地彩奈[*6] 森重侑樹[*7] 関山琢也[*8]
寺部雄太[*9] 加賀谷 優[*10] 多久嶋亮彦[*11]

Key Words：重症下肢虚血(critical limb ischemia；CLI)，血管柄付き遊離皮弁移植術(free flap transplantation)，血管内治療(endovascular treatment；EVT), distal bypass

Abstract 当科では，重症下肢虚血(critical limb ischemia；CLI)症例の，組織欠損が広範囲である場合や，踵や足底部などの荷重部である場合(Rutherford type 6)は，遊離皮弁移植術による再建を行っている．

創部の再建に先立ち，血管内治療(endovascular treatment；EVT)か distal bypass 術による血行再建が必要である．膝窩病変の EVT は再狭窄率が 3 か月で 73%と高いため，EVT 後の動脈を移植床血管とする場合は，血管吻合部より中枢側で動脈が再狭窄し，皮弁の血流不全を起こすリスクが高くなるので，第一選択肢としては適さない．そのため distal bypass の graft 血管に動脈吻合をする場合が多い．

Distal bypass 術後に遊離皮弁移植を行う場合は，bypass 血流が皮弁に steal されるリスクがあるため，distal bypass 術によって虚血足部に新しい血管のネットワークが形成されるまでの時間を確保するため，1 か月の間隔を空けるようにしている．

また，これまでは広背筋皮弁を選択することが多かったが，より皮弁がしなやかで踵部にフィットさせやすい，腹直筋皮弁での再建時の注意点について述べた．

重症下肢虚血に対する血管柄付き遊離皮弁移植術の適応

重症下肢虚血(critical limb ischemia；CLI)では，患肢の組織欠損が広範囲である場合や，踵や

[*1] Masanobu SAKISAKA，〒181-8611 三鷹市新川 6-20-2 杏林大学医学部形成外科，助教
[*2] Norihiko OHURA，同，教授
[*3] Yurika YAGI，同
[*4] Takeichiro KIMURA，同
[*5] Daisuke NAKAYAMA，同
[*6] Ayana KURACHI，同
[*7] Yuki MORISHIGE，同
[*8] Takuya SEKIYAMA，同
[*9] Yuta TERABE，同
[*10] Yu KAGAYA，同
[*11] Akihiko TAKUSHIMA，同，主任教授

足底部などの荷重部である場合(Rutherford type 6)は，遊離皮弁移植術による再建が望ましい(図1)．荷重部の再建において機能的な歩行や起立による荷重に耐え得る足部を作ることが可能になる．遊離皮弁移植術による再建では，筋肉，脂肪によるクッション性が得られるため，起立・歩行時の疼痛が少ない．肉芽形成後に植皮術を施行することによって，創傷治癒は得られる．しかし脆弱な植皮部は，荷重により容易に潰瘍化し，骨が露出することが多い．また潰瘍化しない場合も，植皮部の荷重部に難治性の胼胝形成，疣贅を認めることが多く，同部位が完全に治癒することは難しい(図2)．

CLI に対する血管柄付き遊離組織移植術(free flap)では，軟部組織再建に先立ち，血行再建術を

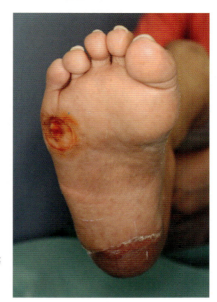

図 1.
踵部潰瘍に対する遊離広背筋皮弁移植術

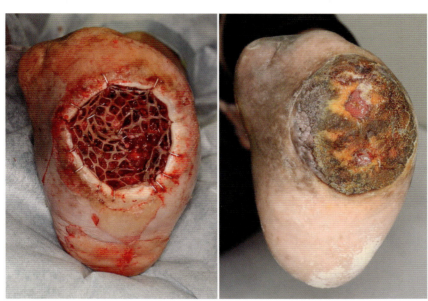

図 2.
荷重部に植皮術を施行しても，難治性で厚い胼胝が形成される．術後 2 年 4 か月が経過しているが，治癒には至っていない．

行う必要がある．血行再建術は，血管内治療(endovascular treatment；EVT)と distal bypass 術とがある．Free flap の移植床血管には，distal bypass の graft 血管(主に大伏在静脈)を選択し，端側吻合を行っている．膝窩病変の EVT は再狭窄率が 3 か月で 73% と高値であるため[1]，free flap の血管吻合に問題がなくても，吻合部より中枢側で再狭窄し皮弁および足部全体の血流不全を起こすリスクが高いため，第一選択肢としては適さない．

血管柄付き遊離皮弁移植術の施行時期

Free flap は，distal bypass 術とは同時に施行せず，二期的に行う．糖尿病，維持透析，虚血性心

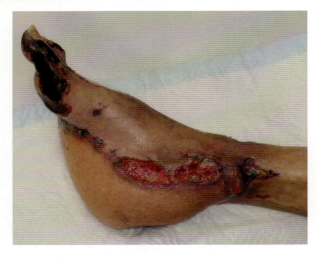

図 3.
Bypass 血流の皮弁側への steal
前脛骨動脈へ distal bypass を施行し，bypass graft 血管に free flap を移植した症例の術後 1 か月の状態．第 1 趾へのbypass 血流が，皮弁側に steal された．

疾患，心不全などの既往歴を有する患者が対象となることが多いため，同時に施行すると，全身麻酔下の長時間手術となり，全身状態へのリスクが高い．

さらに，ここで考慮しておかなければならない点は，distal bypass の graft 血管を移植床動脈とした場合，虚血足部への bypass 血流が皮弁側に steal される点である．Distal bypass 末梢側の血管吻合部以遠の動脈は，動脈硬化や石灰化によって末梢血管抵抗が高いことが多く，bypass からの血流は，血管抵抗が低い皮弁側に流れやすい．そのため，皮弁は生着したが，bypass 術によって一度は血流が改善していた足趾が，完全に壊死に陥ったということを数例で経験した(図 3)．対策としては，distal bypass 術によって虚血足部に，末梢血管抵抗が比較的低い新しい血管のネットワークが，形成されるまでの時間を確保する必要がある．当科では 1 か月間程度の待機期間を設けている．

血行再建の方法として，EVT を選択された症例に free flap を行う場合は，手術前に EVT で治療した血管が開存していることを確認する．皮膚組織灌流圧(skin perfusion pressure；SPP)の測定や血管造影を行い，十分な血流が確認できなければ，再度の血行再建術を行う．

遊離皮弁の選択

CLI に対する広範囲欠損の再建材料として，我々は腹直筋皮弁や広背筋皮弁を選択している．一般的に形成外科領域では，外傷などによる足底組織欠損などの再建には，薄くてしなやかな前外側大腿皮弁(anterolateral thigh flap；ALT)を使用することが多い．しかし CLI においては，ALT flap の血管柄である外側大腿回旋動脈は，大腿の側副血行を担うことが多いため，ALT は用いない方がよい．また，外傷の踵部の再建では対側内側足底皮弁を使用することもあるが，CLI は両側で認めることがほとんどであり，対側の足底を再建材料とすることはハイリスクである．

＜筋弁＋植皮術について＞

腹直筋皮弁や広背筋皮弁を選択すると，脂肪組織が厚いために，踵部の形態を作りにくい．そこで，脂肪を使用せず筋弁だけ移植し，その上に分層植皮術を行う方法が考えられる[2]．この筋弁＋植皮術は，短期的には形態を整えやすい．しかし筋弁＋植皮術は，植皮部と足部の境界の潰瘍の治癒遅延が起こりやすい．

また長期的に，筋肉が denervation によって菲薄化して応力に弱くなることで，肉芽形成した組織に植皮したものと変わらない状況になることや，筋弁＋植皮術は，2 次的に創傷が発生した場合，治癒に時間を要するなどの点から，足底の再

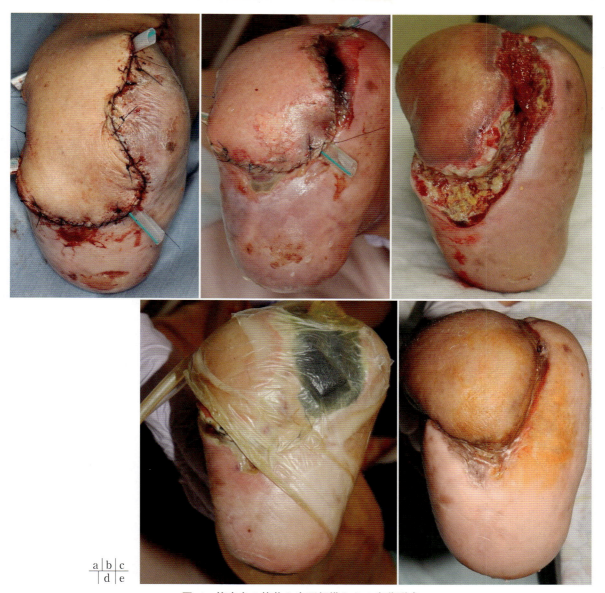

図 4. 筋皮弁の筋体や皮下組織からの肉芽形成
a：前脛骨動脈への distal bypass 術から 2 か月で遊離腹直筋皮弁移植を行った．
b：術後 7 日目．native の皮膚側の創縁壊死を認めた．
c：創縁壊死部をデブリードマンした．移植筋体からの肉芽形成は良好だった．
d：局所陰圧閉鎖療法（NPWT）を施行した．
e：皮弁移植から 6 か月後に治癒した．

建には，脂肪と皮膚の移植が重要だと考えている．

＜穿通枝皮弁について＞

また皮弁が bulky になるため，穿通枝皮弁を選択する施設もあるが，これは，石灰化の少ない糖尿病性足潰瘍の症例にのみ可能である．皮下脂肪の中の穿通枝も石灰化している症例も経験するので，穿通枝皮弁は，血行動態的に不安定であると考える．また，術後の創離解が生じた時も，血流豊富な移植筋体からの肉芽形成により創癒合が進むと考えられる（図 4）．

1．広背筋皮弁

そこで，体幹部からの筋皮弁を選択することに

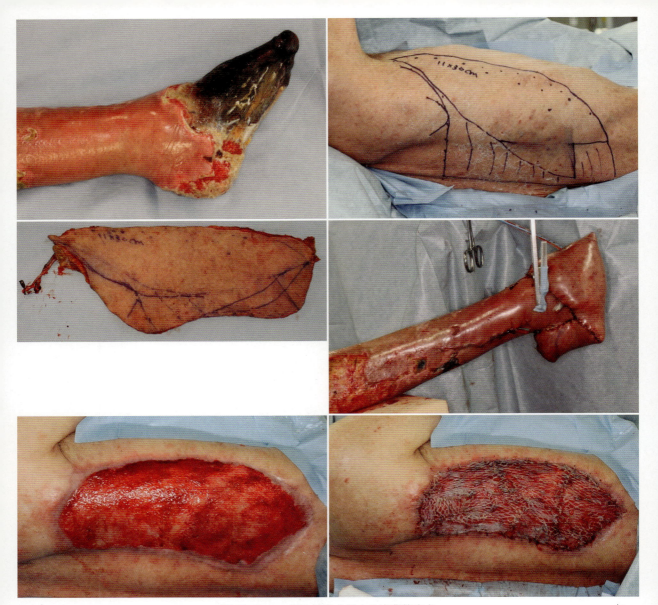

図 5. Donor 部に植皮を要する広背筋皮弁
a：DIC 後の急性動脈閉塞により生じた，広範囲な足部壊死
b：11×30 cm の皮島を有する遊離広背筋皮弁移植術を施行した．
c：広背筋を全幅で付けて挙上した遊離広背筋皮弁
d：踵部から前足部までを皮弁で被覆した．
e：皮弁採取部は人工真皮貼付により肉芽形成させた．
f：二期的に植皮術を行った．

a|b
c|d
e|f

なるが，これまでは広背筋皮弁を第一選択としてきた．広背筋皮弁は長く太い血管柄を有し(長さ：平均 8.7 cm，血管径：平均 1.5～3.0 mm)，比較的安全に皮弁を配置し，血管吻合を施行することが可能である．また，皮弁の幅は一般男性で約 10 cm 程度までであれば，皮弁採取後に一次縫縮して閉創することが可能であり，ドナー部に植皮術を行うのであれば，最大 40×20 cm 程度の大きな皮弁を採取し，足部全体を包み込むことも可能である(図 5-a～d)．手術が長時間になる場合は，背部のドナー部は一旦，人工真皮を貼付して，二期的に植皮術を行う場合もある(図 5-e，f)．

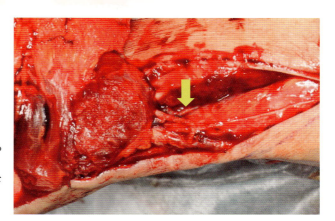

図 6.
Bypass graft 血管に，腹直筋皮弁の血管柄である下腹壁動脈を吻合した．
下腹壁動脈(黄色矢印)は動脈硬化により，しなやかさを失った曲り方を示した．

2．腹直筋皮弁

しかし，背部の真皮は厚いため，特に踵部に contour を得るのに難渋することがある．そのため最近では比較的しなやかな皮弁である腹直筋皮弁を選択している．腹直筋皮弁の栄養血管である下腹壁動脈は，CLI において腸骨動脈領域が完全閉塞している際の側副血行路(内胸動脈-上腹壁動脈-下腹壁動脈-腸骨動脈)となっていることも少なくないため，使用する際には CT angiography などの精査が必要である[3]．また下腹壁動脈は CLI 症例では高度な動脈硬化や，血液透析症例ではメンケベルグ型の中膜石灰化を伴っていることがあるため，吻合血管として選択する際には注意を要する(図6)．動脈硬化が軽度な部分まで，血管柄を短縮しなければならず，皮弁先端が組織欠損を十分に覆えないリスクがあるため，あらかじめ皮弁を長めに採取するようにしている．

腹部の皮下脂肪が厚い症例では，皮下脂肪をある程度切除し，組織欠損部を覆うようにするが，一期的に完全に被覆したことによって，皮弁に過度な緊張がかかり，皮弁先端の血流不全が生じる場合がある．初回手術では，皮弁に過緊張がかからないように創部に縫着し，それに伴い raw surface が生じた時は，人工真皮貼付か植皮術を行い，二期的に修正することがある．

術中の吻合のコツ

1．血管遮断の工夫

当科では，移植床血管を剝離露出させ，動脈硬化が弱くしなやかな部位を確認できたら，血管吻合部位とするよりも，同部位での血管遮断を優先させている(図7)．動脈硬化が強い移植床血管を

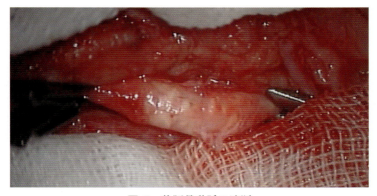

図 7．後脛骨動脈の遮断
動脈硬化が弱い部分は，クランプにより血管がしなやかにつぶれる．
左側は 3A クリップで，右側は小さめのブルドッグ鉗子で動脈を遮断している．

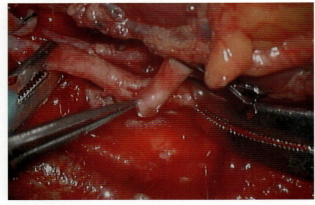

図 8. ブルドッグ鉗子での後脛骨動脈遮断
動脈硬化が強かったため,大きめのブルドッグ鉗子で血流を遮断し,血管吻合を施行した.

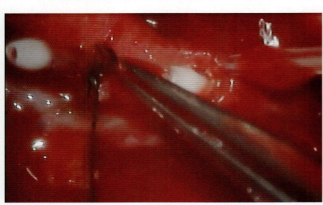 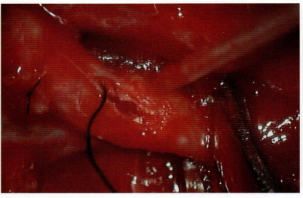

図 9. ミニシャントプロ®を用いた血流遮断　　　　　　　　　　　　　a|b
a：開窓した後脛骨動脈にミニシャントプロ®を挿入し,血流遮断を行った.
b：ミニシャントプロだけでは十分に血流遮断ができない時は,CO_2 blower で出血を飛ばす.血管腔から外へ伸びている糸は,ミニシャントプロ®の牽引糸である.

遮断する場合,まずブルドッグ鉗子で遮断を試みる(図8).難しい場合は先端に16Gか18Gのサーフローを付けた CO_2 blower で,吻合部の血液を飛ばしながら,血管吻合を行っている.また,石灰化が高度で,ブルドック鉗子などの血管クリップが無効の場合は,ミニシャントプロ®(富士システム株式会社製,日本)を用いる(図9).

吻合部から溢れてくる血液量を減少させ,安全な血管吻合を行うことが可能である.

2.石灰化病変への対応

EVT症例に対して遊離皮弁移植術を行う場合の血管吻合時は,特に血液透析患者の場合は,移植床血管にメンケベルグ型の中膜石灰化を認めることがある.その場合は,石灰化した中膜を5番鑷子で砕きながら除去し,できるだけ内膜を温存して血管吻合を行う.石灰化を可及的に除去していても,硬い血管壁を針が貫通できない場合や,

針が曲がることがあるため,一般的な顕微鏡下手術で吻合に用いられる9-0ナイロンではなく,8-0ナイロンの両端針を用いている(図10).

術後のドレナージ

当科では皮弁移植部へのドレナージとしては,皮弁縫合部からペンローズドレーンを留置し,ペンローズドレーンおよび縫合創にNPWTを行うことによって,ペンローズドレーンにも陰圧を付与する工夫をしている.フォームが直接皮膚に触れると,びらんが生じるため,非固着ガーゼ,ウルゴチュール®(ニトムズ社製,日本)やスキナゲート®(ニチバン社製,日本)などのテープを貼付した上で,NPWTを施行した(図11).皮弁縫合部全体に陰圧をかけることにより,SSIを予防し,創癒合も促進させる[4)5)].

当科で2009年8月〜2018年6月までに,CLI

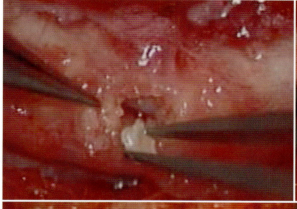
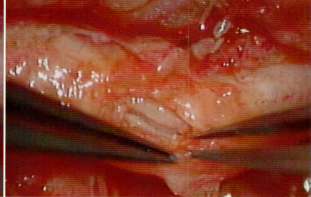
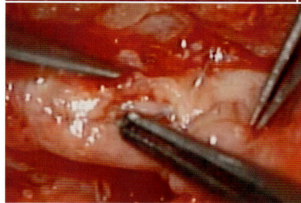

a	b
c	

図 10.
石灰化した中膜を有する動脈への血管吻合
 a：石灰化した中膜を砕きながら除去した．
 b：くり抜いた外膜の奥に，intact な内膜が確認できた．
 c：8-0 両端針を用いて，内膜を確実に拾いながら運針する．

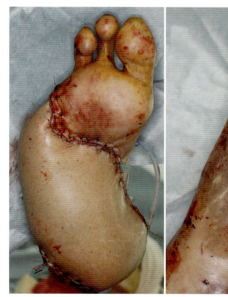
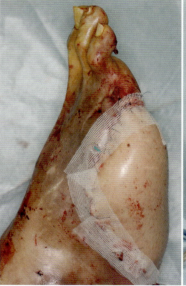
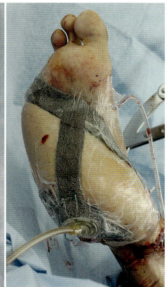

a｜b｜c
図 11. 創縁 NPWT
 a：創縁からペンローズドレーンを 3 本以上留置した．
 b：創縁の皮膚をウルゴチュール®で保護した．
 c：創縁にフォームを沿わせて，NPWT を施行した．

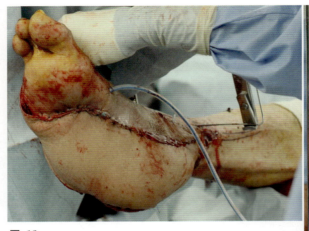
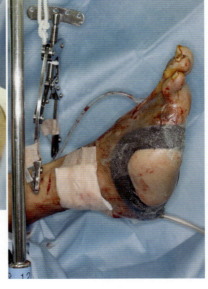

図 12.
鋼線牽引による患肢挙上
　a：脛骨前面にキルシュナー鋼線を刺入し，鋼線弓に装着したところ
　b：手術中は点滴スタンドに吊っている．

患者に遊離皮弁移植を施行した 27 例中 5 例で，皮弁下の感染・膿瘍形成によって開創を施行していたが，それらは，留置したペンローズドレーンが，0～2 本と少ない症例であったため，3 本以上の留置を行っている．

皮弁下に陰圧式ドレーンを留置することも可能だが，太めの陰圧式ドレーンが筋皮弁と創傷との間に介在することによって，筋皮弁の下床への癒合を阻害するリスクになる．

術後の患肢の安静(鋼線牽引)

後脛骨動静脈に血管吻合を行った場合や，踵部の再建症例では，吻合血管の除圧と創部の褥瘡予防，静脈灌流促進のために，我々は整形外科で用いる鋼線牽引を行っている[6]．さらに縫合部にNPWT を組み合わせることで，皮弁移植部の処置は，術後 1 週間は不要となった．

血管吻合終了後に，皮弁の縫着を始める前に鋼線の刺入を行う．外果から内果部を貫く形で，2.0 mm のキルシュナー鋼線を刺入し，緊張弓を装着する．キルシュナー鋼線の刺入時は，bypass 血管や吻合血管を避け，股関節が外旋しない角度で脛骨に刺入する(図 12-a)．緊張弓にロープを通し，手術中は点滴スタンドで牽引挙上する(図 12-b)．術中から牽引することにより，特に踵部の皮弁縫着を楽に行うことができ，助手が行っていた足部の挙上が必要なくなる．術後は，ベッド柵に固定したフレームに吊り下げて，患肢の牽引を行う．

牽引の角度は，一般的に成人は 2 点を支持することにより，大腿 45°挙上，下腿水平位を保持する．膝関節が過伸展されると腓骨神経麻痺が生じるため，2 点支持が重要となる．2 点支持とはいっても，牽引の他の膝窩部を支える部分は，大腿背面から膝窩，腓腹部まで下肢全体で支持する．当科では膝下に，布団をたたんで挿入し，2 点支持としている．

牽引期間は，以前は平均 17.3 日間であったが，2 週間牽引した症例で，鋼線刺入部に骨折が生じたことがあったため，現在は約 1 週間としている．鋼線牽引終了後も，血管吻合部や皮弁移植部の除圧は必須であるが，睡眠時にずれてしまう場合がある．そのため，枕による患肢の挙上ではなく，布団をたたんで下腿の下に挿入し，わずかな体動では下腿がずれないようにしている．

免荷装具

遊離皮弁移植後は装具の作成が必須である．正常な足底の軟部組織は，手掌・指尖部と同様で脂肪組織が隔壁によって支持される構造を有し，骨組織と強固に結合している．荷重が負荷された場

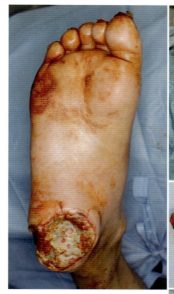
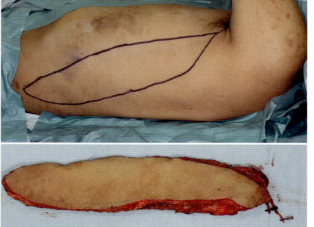
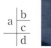
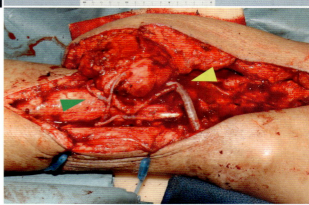

図 13-a〜d.
症例
　a：踵部に潰瘍を有する CLI
　b：8×37 cm の皮弁デザイン
　c：皮弁の幅と同等の大きさで，広背筋を付けた．血管柄は胸背動静脈レベルで採取した．
　d：血管吻合
　　Bypass graft 血管（大伏在静脈）と胸背動脈を端側吻合した（黄色矢印）．
　　2 本目の静脈吻合として，胸背静脈前鋸筋枝を弁の手前で採取し，皮静脈と端々吻合した（緑色矢印）．

合でも，高い圧力や剪断力に耐え得る構造である．
　Free flap により再建された足底は，植皮よりは耐久性に優れている．欠点として，外力によって左右にずれるように動き，また圧力によって潰瘍を形成することが挙げられるが，血流が豊富な皮弁は創治癒が早く，装具によって潰瘍形成は予防可能である．
　裸足で起立歩行すると，骨膜上に膿疱を形成したり，脂肪組織の圧迫壊死を惹起しやすいため，必ず免荷装具の着用を指導している．
　リハビリは術後早期から，健側の下肢の筋力維持のため開始する．患側の創治癒が得られるまでは，患肢挙上の車いす移乗を目標とする．創治癒後は，装具による皮弁移植部の免荷を行いながら，立位，歩行を行う．

症　例

55 歳，男性
主　訴：重症下肢虚血，右踵部潰瘍
既往歴：糖尿病，慢性腎不全（維持透析中），虚血性心疾患に対して CABG 術後
現病歴：右踵部に潰瘍を認め当科受診した．ドップラーで前脛骨動脈，後脛骨動脈を聴取不能であり，SPP を測定したところ，足背 26，足底 20 mmHg と低値を認めた．血管造影では膝窩動脈に造影遅延を伴う高度狭窄を認めたため，当院循環器内科により EVT を施行されたが，開存させることができなかった．
　その後，大伏在静脈による distal bypass 術（浅大腿動脈−足背動脈）を形成外科にて施行した．
　Bypass 術から 2 か月後に右踵部の再建のため，

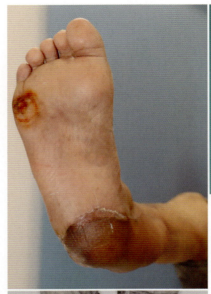
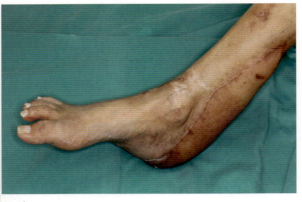
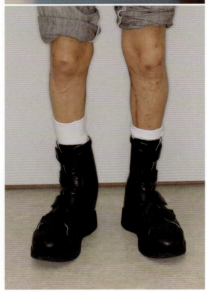

図 13-e〜g．
症例
　e：足底側
　　皮弁修正を行うことなく，踵部にフィットした．
　f：側面
　g：装具を着用し，歩行可能である．

遊離広背筋皮弁移植術を施行した(図 13)．踵部壊疽をデブリードマンし，8×37 cm の皮島を有する広背筋皮弁を移植した．血管吻合は顕微鏡下に施行し，胸背動脈は bypass の graft 血管に端側吻合(8-0 ナイロン両端針)，胸背静脈は皮静脈に端々吻合(9-0 ナイロン)を施行した．また，2 本目の静脈吻合として，胸背静脈前鋸筋枝を静脈弁の手前で採取し，これも皮静脈に端々吻合した(9-0 ナイロン)(図 13-d)．

術後より鋼線牽引による患肢挙上と創縁 NPWT を開始した．術後 6 日目に鋼線牽引と創縁 NPWT を終了し，ペンローズドレーンは全抜去し，患肢挙上での車いす移乗を許可した．皮弁は問題なく生着し，術後 8 日目に患肢の下垂を許可した．術後 2 週目から PTB 免荷装具を装着の上，立位歩行練習を開始し，術後 3 週目には病棟歩行が可能となった．術後 26 日目に退院とした．

まとめ

CLI に対する遊離組織移植術の適応と，当科で行っている工夫について解説した．

参考文献

1) 飯田　修：末梢血管障害治療戦略の新展開. 心臓. **48**(9)：1102-1106, 2016.
2) 梶　彰吾ほか：糖尿病性壊疽の再建手術. 足の創傷をいかに治すか. 市岡　滋, 寺師浩人編. pp173-181, 克誠堂出版, 2009.
3) 大浦紀彦ほか：皮弁移植術；重症下肢虚血に対する遊離皮弁移植術による足底再建. 血管外科. **30**：33-41, 2011.
4) Acosta, S., et al.：Negative-pressure wound therapy for prevention and treatment of surgical-site infections after vascular surgery. Br J Surg. **104**：75-85, 2017.
5) Tan, K. W., et al.：Use of negative pressure wound therapy for lower limb bypass incisions. Ann Vasc Dis. **10**：386-390, 2017.
6) 匂坂正信ほか：足底・踵部壊疽に対する遊離広背筋皮弁移植の経験. 形成外科. **55**(11)：1235-1242, 2012.

Monthly Book Derma. 創刊20周年記念書籍

そこが知りたい 達人が伝授する
日常皮膚診療の極意と裏ワザ

■編集企画：宮地 良樹
（滋賀県立成人病センター病院長/京都大学名誉教授）

B5判　オールカラー　2016年5月発行
定価（本体価格12,000円＋税）　380ページ
ISBN：978-4-86519-218-6 C3047

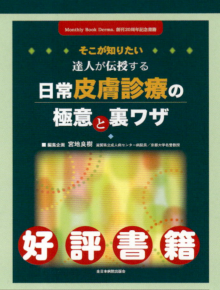

おかげをもちまして創刊20周年！
"そこが知りたい"を詰め込んだ充実の一書です!!

新薬の使い方や診断ツールの使いこなし方を分かりやすく解説し，日常手を焼く疾患の治療法の極意を各領域のエキスパートが詳説．「押さえておきたいポイント」を各項目ごとにまとめ，大ボリュームながらもすぐに目を通せる，診療室にぜひ置いておきたい一書です．

好評書籍

目　次

I．話題の新薬をどう使いこなす？
1. BPO製剤　　吉田　亜希ほか
2. クレナフィン®　　渡辺　晋一
3. ドボベット®　　安部　正敏
4. 抗PD-1抗体　　中村　泰大ほか
5. スミスリン®ローション　　石井　則久
6. グラッシュビスタ®　　古山　登隆

II．新しい診断ツールをどう生かす？
1. ダーモスコピー
   a）掌蹠の色素性病変診断アルゴリズム　　皆川　茜ほか
   b）脂漏性角化症，基底細胞癌の診断ツールとして　　貞安　杏奈ほか
   c）疥癬虫を見つける　　和田　康夫
   d）トリコスコピーで脱毛疾患を鑑別する　　乾　重樹
2. Ready-to-use のパッチテストパネル活用法　　伊藤　明子

III．最新の治療活用法は？
1. ターゲット型エキシマライトによる治療　　森田　明理
2. 顆粒球吸着療法　　金蔵　拓郎
3. 大量γグロブリン療法
   ―天疱瘡に対する最新の治療活用法は？　　青山　裕美
4. 新しい乾癬生物学的製剤　　大槻マミ太郎

IV．ありふれた皮膚疾患診療の極意
1. 浸軟した趾間白癬の治療のコツ　　常深祐一郎
2. 真菌が見つからない足白癬診断の裏ワザ　　常深祐一郎
3. 特発性蕁麻疹治療―増量の裏ワザ　　谷崎　英昭
4. 蕁麻疹寛解後いつまで抗ヒスタミン薬を内服すべきか　　田中　暁生
5. アトピー性皮膚炎のプロアクティブ療法　　中原　剛士
6. 母親の心を動かすアトピー性皮膚炎治療　　加藤　則人
7. 帯状疱疹関連痛治療のコツ　　渡辺　大輔
8. 爪扁平苔癬と爪乾癬の鑑別　　遠藤　幸紀

V．新しい皮膚疾患の診療
1. ロドデノール誘発性脱色素斑　　鈴木加余子ほか
2. 分子標的薬による手足症候群　　松村　由美
3. イミキモドの日光角化症フィールド療法　　出月　健夫
4. 日本紅斑熱と牛肉アレルギーの接点　　千貫　祐子ほか

VI．手こずる皮膚疾患の治療法〜いまホットなトピックは？
1. 顔面が固定した尋常性白斑　　谷岡　未樹
2. 多発する伝染性軟属腫　　馬場　直子
3. 急速に進行する円形脱毛症　　大日　輝記

4. 凍結療法に反応しない足底疣贅　　石地　尚興
5. 尋常性痤瘡のアドヒアランス向上法　　島田　辰彦
6. テトラサイクリンに反応しない酒皶　　大森　遼子ほか
7. メスを使わない陥入爪・巻き爪の治療法　　原田　和俊
8. 掌蹠多汗症は治せる　　横関　博雄
9. 痛みと抗菌を考えた皮膚潰瘍のドレッシング材活用法　　門野　岳史ほか
10. 伝染性膿痂疹―耐性菌を考えた外用薬選択法　　白濱　茂穂
11. IgA血管炎（Henoch-Schönlein）
    ―紫斑以外に症状のないときの治療法は？　　川上　民裕
12. 糖尿病患者の胼胝・鶏眼治療は？　　中西　健史

VII．変容しつつある治療の「常識」
1. 褥瘡患者の体位変換は考えもの？　　磯貝　善蔵
2. アトピー患者は汗をかいたほうがいい？　　室田　浩之
3. スキンケアで食物アレルギーが防げる？　　猪又　直子
4. フィラグリンを増やせばアトピーがよくなる？　　大塚　篤司
5. 保湿剤で痒疹が改善する？　　宇都宮綾乃ほか
6. 肝斑にレーザーは禁物？　　葛西健一郎
7. 小児剣創状強皮症にシクロスポリンが効く？　　天日　桃子ほか
8. 下腿潰瘍の治療は外用より弾性ストッキングのほうが重要？　　藤澤　章弘
9. 皮膚科医に診断できる関節症性乾癬とは？　　山本　俊幸
10. 一次刺激性接触皮膚炎の本態は？　　川村　龍吉
11. 長島型掌蹠角化症は意外に多い？　　椛島　健治
12. 菌状息肉症はアグレッシブに治療しないほうがいい？　　菅谷　誠
13. 脂腺母斑に発生する腫瘍は基底細胞癌ではない？　　竹之内辰也
14. 扁平母斑とカフェオレ斑―日本と海外の認識の違いは？　　伊東　慶悟
15. 帯状疱疹で眼合併症の有無を予見するには？　　浅田　秀夫

TOPICS
1. 乳児血管腫に対するプロプラノロール内服治療　　倉持　朗
2. 乾癬治療薬として公知申請に向け動き出したメトトレキサート　　五十嵐敦之
3. 帯状疱疹ワクチン開発の現況　　渡辺　大輔
4. 日本人の肌の色を決定する遺伝子は？　　阿部　優子ほか
5. IgG4関連疾患　　多田　弥生ほか
6. ジェネリック外用薬の問題点　　大谷　道輝
7. 好酸球性膿疱性毛包炎―日本の現状は？　　野村　尚史
8. 足底メラノーマは汗腺由来？　　岡本奈都子
9. がん性皮膚潰瘍臭改善薬―メトロニダゾールゲル　　渡部　一宏

　(株)全日本病院出版会　〒113-0033　東京都文京区本郷3-16-4
TEL：03-5689-5989　FAX：03-5689-8030

◆特集／下肢潰瘍・下肢静脈瘤へのアプローチ

糖尿病性潰瘍

足部潰瘍・慢性創傷に対する整形外科的アプローチ
―診断，装具・手術治療について―

門野邦彦[*1]　田中康仁[*2]

Key Words：整形外科（Orthopaedic surgery），足の外科（surgery for the foot），変形（deformity），足アーチ（arch of the foot），屈趾症（camptodactyly），足潰瘍（foot ulcer）

Abstract　足部潰瘍，慢性創傷に対する整形外科的アプローチについて述べる．足に発生する潰瘍や創傷は，足の変形，歩行の状況，履き物の状態などが関与するので，これらを念頭に置いて診察を進めていく．創傷の治療を開始する前に，足の総合的な状態を把握する必要がある．診察室では，足部のみならず歩行の様子などに注意し，問診，視診，触診で足部のおおまかな状態を把握する．変形を正確に診断するには単純 X 線撮影が重要である．特に荷重した状態で撮影することで，変形や創傷の問題が直接的に理解できることがある．治療に際しては，原則的に原因となっている変形の矯正や治療と，創傷の治療を並行して行うべきである．

本稿では比較的頻度の高い，屈趾症，外反母趾，扁平足，凹足などについての実際を述べる．整形外科のサブスペシャリティである足の外科においては，急性・陳旧性，先天性・変性・外傷性などあらゆる足部の病変に対する治療の知見があるが，重症虚血趾においては血行の再建が何より優先される．血行の状態に留意しながら治療を進めることが必要と認識している．

はじめに

足部の変形，胼胝形成，創傷などの患者が最初にどの診療科を受診するかは様々である．一般に皮膚科，形成外科，フットケア外来，そして整形外科などが選択されていると思われる．それぞれの診療科医師には得意とする領域があり，診察の組み立て方も異なっていると思われる．本稿では，我々整形外科医が，足部に創傷や潰瘍を有する患者を診察する時の流れに沿って説明を進めていきたいと考える．

視診，身体所見

「歩き方に注意する，そもそも歩ける患者なのか？」

患者が診察室に入ってくる時の様子を観察する．車いすを押されてくるような患者では，普段の歩行能力がどの程度かを質問する．脳梗塞や脳出血の既往がある場合は，麻痺性変形の関与を予想する．たとえば，脚長差がある場合，短い側に一歩ごとに落ち込むような歩容を示すことがあり，この繰り返す衝撃が創傷の一因となることがある．次に直接足を診る．靴と靴下を脱いでもらい，ズボンなども膝までまくり上げるようにする．創傷の部位と足部の形態を観察する．通常創傷は，皮膚に刺激や荷重が過剰に加わって生じているため，足部の形態や歩き方を知る必要がある．糖尿病患者や高齢者では下肢虚血が関与していることが多いため，足背動脈，後脛骨動脈の触知の有無，皮膚の色や温度は必ずチェックする．

[*1] Kunihiko KADONO，〒638-8551　奈良県吉野郡大淀町大字福神 8 番 1　南奈良総合医療センター整形外科，部長
[*2] Yasuhito TANAKA，〒634-8522　橿原市四条町 840 番地　奈良県立医科大学整形外科学教室，教授

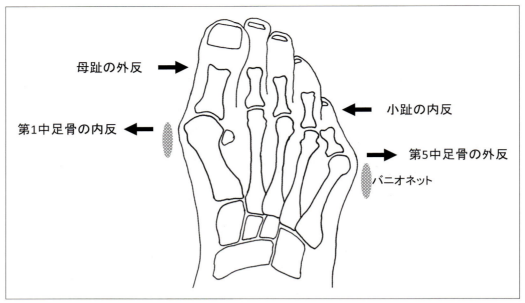

図 1. 外反母趾・内反小趾・開張足変形について

外反母趾では内側に骨の突出(Bunion)を生じるが,これは内反した第1中足骨の骨頭である.外反母趾変形の本質は,母趾の外反ではなく,第1中足骨の内反変形である.
その鏡像変形とも言える,内反小趾でも外側の隆起(Bunionette)は第5中足骨骨頭の突出である.
このように,中足骨が左右に扇を開くように変形した状態を「開張足」と呼ぶ.

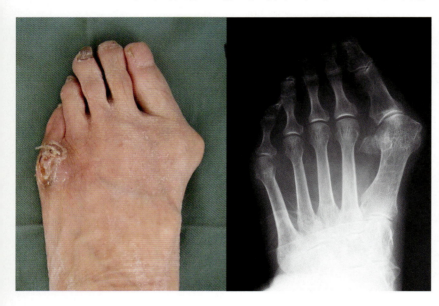

図 2.
内反小趾に合併した第5中足骨骨頭部の慢性創傷
85歳,女性.第5趾つけ根外側の慢性創傷を認めた.原因は,内反小趾,開張足変形により第5中足骨頭が皮下を突き上げていることによる.

1.創傷・潰瘍の部位

「創傷の部位は,足部の変形と関連が強い」

足の慢性創傷や潰瘍はできやすい部位がある程度決まっていて,その原因となる変形も一定の傾向が見られる.

足趾の先端に創傷がある場合,屈趾症変形を有することが多い.長期間足趾が屈曲した状態にあり,立位や,靴にあたることにより胼胝形成,潰瘍形成となる.爪甲も下向きに巻いていき,先端の皮膚にくい込んでいることが多い.爪甲の陥入により創傷形成していることも少なくない.

足趾背側では,PIP 関節背側(母趾ではIP 関節)

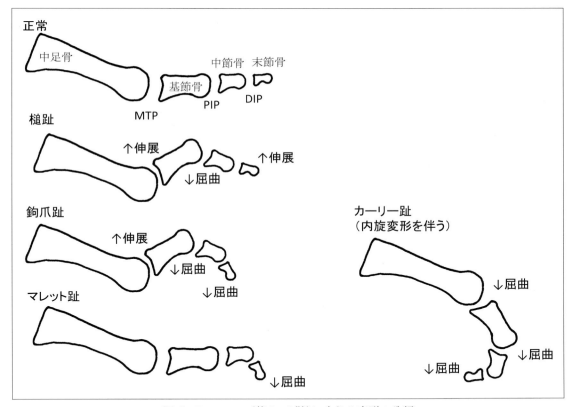

図 3. Lessor toe（第 2～5 趾）に生じる変形の分類
足の 2～5 趾を Lessor toe と呼ぶ．変形のタイプは各関節の伸展／屈曲の状態で，4 型に分類される．2，3，4 趾には鉤爪趾，槌趾が多く，5 趾はカーリー趾が多く見られる．
MTP 関節底側と PIP 関節背側および足趾先端に胼胝や創傷ができやすい．

に創傷を認めることがあり，鉤爪趾変形を呈していることが多い．この部位の創は，靴のアッパーと擦れて生じることがあり，普段履いてる靴を確認する．

　足底では，第 2 第 3 中足骨骨頭下に胼胝や潰瘍を形成することがあり，外反母趾，内反小趾，開張足を有していることが多い．足底の中央部に潰瘍がある場合はシャルコー足となっている可能性を考える．

　足の外周に沿って生じる創傷は，外反母趾に伴う Bunion 部（第 1 中足骨骨頭部），内反小趾に伴う Bunionette 部（第 5 中足骨骨頭部），第 5 中足骨基部など骨が隆起している部分に生じることが多いので，単純 XP で骨格の状態を確認することが必要である．

2．画像診断
「単純 X 線撮影はできるだけ荷重位で」

　足部の創傷患者は，足部に変形を生じていることが多い．単純 X 線撮影を行い骨格の変形を調べる必要がある．撮影方法は，足部背底正面像（正面 PA），足部 30°斜位像の二方向が基本となる．足部の変形の状態は，体重をかけて立った状態と，足を空中に浮かした状態ではかなり異なるため，できる限り荷重時の XP を撮るようにする．これには荷重時正面 PA 像，荷重時足部側面像，荷重時足関節正面（AP）像の三方向である．たとえば，外反母趾変形は，荷重時に変形が強くなる[1]．扁平足では荷重時にアーチがより落ち込む[2]．さらに特殊な撮影として，荷重時下肢長尺 PA 像（Hip-Calcaneal View），荷重時距骨下関節撮影，荷重時横アーチ撮影などがある．

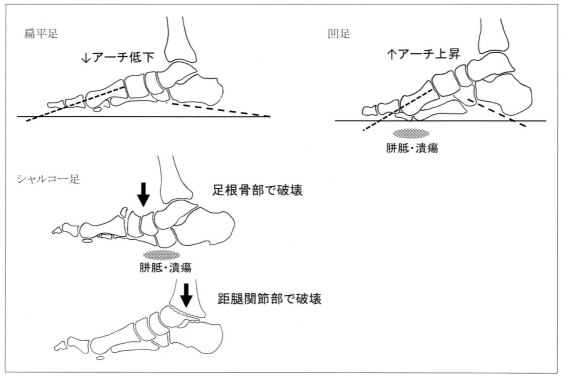

図 4. 扁平足・凹足・シャルコー足における足骨格の変形について
扁平足では，足の内側縦アーチが低下している．踵骨と床面の成す角度（Calcaneal pitch）は低下している．
足根骨部が破壊されるタイプのシャルコー足は扁平足の重症型と理解できる．この型では落ち込んだ中足部によって足底の中央に潰瘍形成することがある．シャルコー足病変は障害される骨の部位によって変形のパターンは異なる．距腿関節で破壊されるタイプではアーチは維持されることもある．
凹足は，逆に縦アーチが過剰に上昇している．

身体所見と単純 X 線像で足部の変形と状態についてはおおむね把握が可能である．さらなる画像診断として CT と MRI が一般的である．CT は，足根骨の個々の形状や関節の状態が評価できるが，足部を構成する骨の形状は単純ではないので，骨の解剖を念頭に置いて見ていかねばならない．MRI は解像度が低いため，細かい病変を診断するには向いていない．一方，軟部組織の状態や骨髄内の変化を描出できるため，皮下や関節内の水腫や感染による膿貯留といった変化，骨髄炎の診断などに有用である．CT と MRI は基本的に臥位で行うため，荷重時の評価ではないことを認識しておく．ゴムなどで引っ張って荷重条件をシミュレートする機器，立った状態で撮影のできる装置もあるので，このようなものが利用できるなら荷重条件での検査が可能である．

慢性創傷例では，血行障害の関与を評価しておく必要がある．血行障害があることを認識せずに，外科的治療を行うと，創が治癒しないだけでなく，かえって拡大させてしまったり，急速に壊死が進行してしまうことがあるので注意する．
創傷の感染状態の評価も重要である．Probe to Bone テストなどを行い骨髄炎の可能性を判断する[3]．感染は腱に沿って中枢側に広がっていることが多い．蜂窩織炎（皮下脂肪への感染の浸潤）なのか，腱鞘に膿貯留があるのかも注意すべき点である．超音波画像検査ではその場で皮下の炎症の状態が検索できるため，診察室に常備されていると極めて有用である[4]．中枢に感染の広がりが認められれば，速やかに皮膚を切開し，感染創を開放することが望ましい．
屈趾症や凹足変形などは，屈筋伸筋のバランス

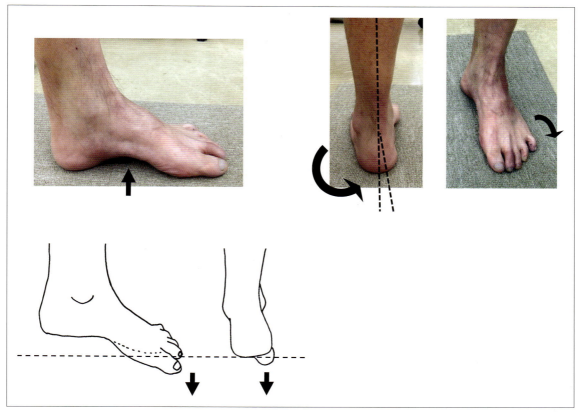

図 5. 凹足変形の病態について
凹足は，内側アーチが上昇しているように見えるが，変形の本質は，母趾列（第 1 中足骨）の過底屈である．踵を中間位にすると，母趾が足底面からさらに下に突出する状態となる．この時，足底を床面に接地させるため，足は回外位を強制された状態となっている．立位の状態を後方から見ると，踵が強く内反していることがわかる．

が破綻していることがあり，脳血管障害の既往があったり，頸椎など脊髄に病変が存在することがある．必要に応じて，頭部や脊髄の病変の検索も考慮する[5]．

保存的治療

足部の変形，慢性創傷，肥厚性胼胝といった異常がある患者の足の治療の第 1 歩はきれいに洗うことだと我々は考えている．多量の流水で石けんを用いてよく洗う．手袋をつけて手で直接洗って触ることで，関節可動域，足趾の拘縮の程度，皮膚の固さや腫脹の状態，皮膚温，脈拍の触知といったことが同時に行えるメリットがある．外来通院の場合は毎回繰り返し，創の状態の変化を見落とさないように注意する．

足部に変形を有する患者の創傷部には荷重などのストレスが集中していると判断されるため，創部を免荷することが必要である．患趾の変形の原因と，変形の形態を評価し，適宜装具を考慮する．下肢長の左右差がある場合は補高を行う．尖足の場合は踵に補高を行う．扁平足は，内側アーチの低下に対して土踏まずにアーチサポートを行うと同時に，踵部外反に対してカウンターを強化することや，踵のおさまる部分を深底にして後足部のアライメントの矯正も図る．凹足では，母趾が過底屈の状態を無理やり床に接地させるため，足部全体が回外し，踵部も内反している．軽度の凹足変形を評価するには，Coleman block test を行う．患者を裸足立位にし，患肢の踵の下に 1 cm 程度の厚みの板を差し込む．この時，板が斜めになるようにし，小趾側は板の上に乗るが，内側部分は乗らないようにする．その状態で後方から踵のア

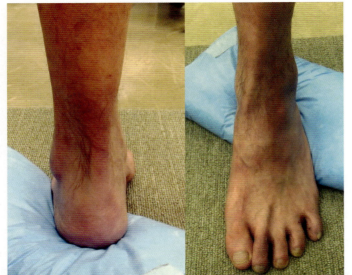
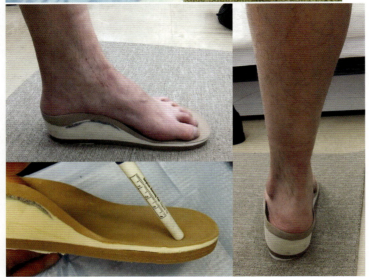

図 6.
凹足変形の評価と足底挿板による治療
a：凹足に対する Coleman block test. 適当な板を外側前方に向かって斜めにして足底に敷く．足部の回外が是正され，踵部の内反も矯正される．前足部は床に正対することが可能となり，足趾の変形も改善する．
b：凹足に対する足底挿板．過底屈した母趾を納めるため，母趾側を深くした形状の足底挿板を作成する．理論上どうしても厚くなるため，左右の脚長をそろえるため反対側の補高を必要とする場合が多い．

ライメントを見た時，踵部内反が外反位に矯正されていれば，凹足変形は第 1 趾列の過底屈によるもので，後足部の変形は可逆性とわかる[6]．このような変形であれば，第 1 趾列部分を深くした足底挿板を作成すればよい．扁平足や外反母趾，内反小趾では，中足部が開張している．足底挿板にバンドをとりつけ，中足部も同時に引き締めることで変形が矯正される．

このような矯正を行う時，義肢装具士に依頼して採型・作成を進めるわけだが，早くても 1 週間程度の期間が必要となる．我が国の保険制度では，一度足底装具を作成すると，1 年以上新たに作成できない．そのため，いきなり装具を作成しても，合わなかったり，患者が好まず使用してくれないリスクがある．そのため初回は，診察室でその場で処方できる簡易法を行うことが多い．外反母趾や，開張足変形に対しては，弾性包帯による中足部引き締め法が有効なことが多い．これは紐付きの運動靴などを 1 回 1 回履く時に紐をきちんと締め付け直せば同等の効果が得られるが，家屋内で靴を脱ぐ習慣の我が国においては実用的な方法とは言えない．弾性包帯法は，室内で可能なこと，夜間就寝時のみの施行でも効果が期待できる点が極めて日本人に適したよい方法である．合併症は

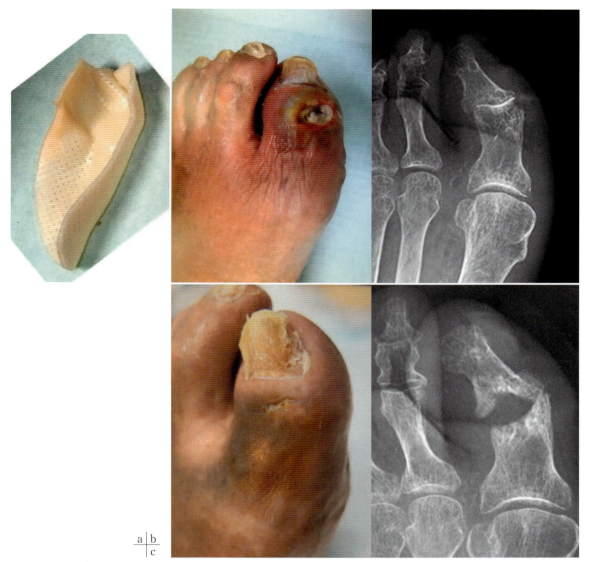

図 7. 屈趾症変形に対する，熱可塑性樹脂を用いた固定と矯正
a：熱可塑性樹脂は，80℃程度の熱いお湯で柔らかくなり，自由に成形できる．室温では固くなり，ねんざや骨折などにおいて患部の固定材として用いられてる．
b，c：症例は77歳，女性，維持透析中
b：母趾の IP 関節マレット変形があり，背側が靴などとこすれて潰瘍を形成していた．患者が切断を強く拒否したため，熱可塑性プラスチックで矯正と保護を行いつつ，開放創のまま処置を続けた．
c：化膿性関節炎となったが，それ以上広がることなくおさまり，1 年半経過の時点で創は自然閉鎖した．母趾 IP 関節は骨融解し，偽関節状態であるが，スプリントにより許容範囲のアライメントを維持できている．

ほぼゼロであり，最初に試みてよい方法と考える．足底の胼胝や凹足では，突出部位の免荷を図る．筆者は，段ボールの厚紙をその場で足形に合わせて切り，数枚を貼り合わせて高さを調節し，免荷したい部分を切り抜くことによって，簡易型足底装具を作成し，その場で患者に履かせてみて効果を確認している．本法の利点は，その場ですぐ作成でき，効果を確認できること，もしくはその日はいったん帰宅してもらってしばらく履いて過ごしてもらい，次回再診時に効果があれば，正式な足底足具を作成したり，効果不十分であれば，作り直しが何度でもできることがある．耐久性はな

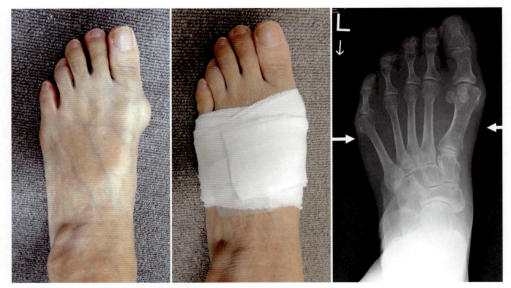

図 8. 外反母趾・内反小趾・開張足に対する中足部弾性包帯固定法

外反母趾・内反小趾・開張足変形に対して，中足部を 5 cm 幅の弾性包帯（通常の伸縮包帯よりも厚手で丈夫，整形外科では四肢の外傷や術後の腫脹に対して圧迫目的に頻用する）を 4～5 周巻いて固定する．

夜間の装用を原則とするが，患者が慣れてくれば日中に自主的に巻いてくれるようになる．これらの変形の本質は，中足骨部が扇を開くように広がっていることであり，同部を引き締める本法の狙いは理にかなっている．巻く強さは強くなくてよい．効果は 1～2 週で発現してくることが多い．PAD 患者においては，褥瘡などを形成することがないよう，頻回にチェックすることが必要である．

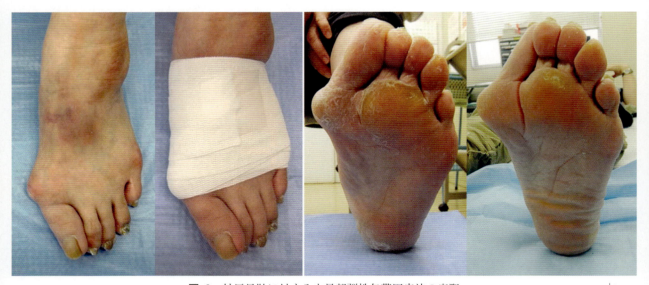

図 9. 外反母趾に対する中足部弾性包帯固定法の実際

a：58 歳，女性．足底の有痛性胼胝を訴え受診した．外反母趾変形を認め，母趾機能不全状態から Lessor toe へ荷重集中が移動し，結果第 2・第 3 MTP 底側に胼胝が形成されている．弾性包帯固定治療を行った．

b：2 年後の時点で胼胝は縮小し，疼痛も改善している．変形はほとんど改善していない．弾性包帯法は変形の改善効果は乏しく，変形矯正を望むなら手術治療の適応となる．

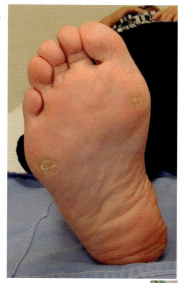
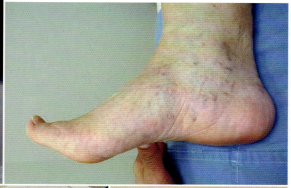
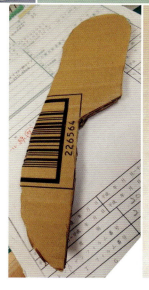
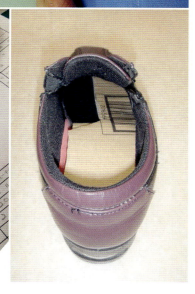

図 10.
筆者が行う簡易足底挿板法について
　a，b：第 1・5 MTP 底側の有痛性胼胝を訴え受診．凹足変形があり荷重が集中する部位に胼胝形成されると考えた．
　c，d：その場で，段ボール紙を切って貼り合わせ，簡易の足底挿板を作成し履いていた靴に挿入した．凹足変形に対して，母趾の下がくぼみとなるような形状で作成した．
本法は，正式な足底挿板を作成する前にお試しができる，完成まで待つ必要がなくその場で効果を確認できる，安価である，といった利点がある．しばらく使用すると潰れてしまうが，何度でも再作成可能，形状や厚さの変更も自在であり，簡便で有効な方式と考えている．

いため，長期の使用には向かないが，簡単に無料で作り直せるため，汚れたり，圧縮しきってしまえば作り直せばよいので，ずっと使い続ける患者もいる．

　シャルコー足に生じた足底潰瘍などの場合は，トータルコンタクトキャスト（total contact cast：TCC）が候補となる．糖尿病足におけるシャルコー足は，炎症期に急速に破壊と変形が進行していくため，安定するまで TCC を装着して，特定の場所に荷重が集中することを避け，足部が変形圧壊していくことをある程度容認できる形に導いていく[7]．

手術治療

　慢性創傷の原因が足部の変形にあり，保存的治療や装具療法で改善しない場合，手術的治療の適応がある．

　外反母趾における Bunion 部，内反小趾における Bunionette 部の創傷に対しては，中足骨骨切りによる変形矯正を行う．第 2，3 中足骨骨頭底側の胼胝や潰瘍に対しては，中足骨短縮骨切り術が適応となる．MTP 関節の脱臼を伴う場合，中足骨を短縮すると同時に，関節内での操作が必要となる場合がある．蹠側板や側副靱帯の修復も必要に応じて行う．

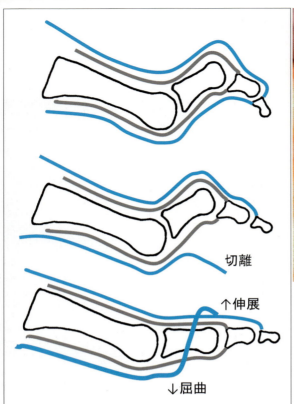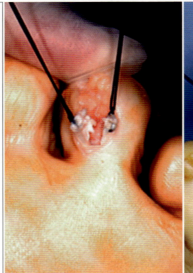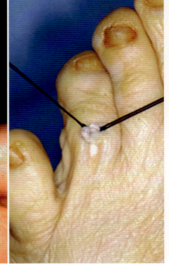

図 11. 屈趾症に対する長趾屈筋腱背側移行法
長趾屈筋腱を末節骨底側の停止部で切離し近位に引き出す．縦に二分した後，それぞれを基節骨の両側を通して背側へ引き出す．二分した腱を PIP 関節背側で再度縫い合わせる．移行した腱が MTP 関節を屈曲，PIP 関節を背屈させるように作用し，変形が矯正される．

屈趾症は変形が可逆性であれば，中足骨の短縮で自然と改善することもある．変形が不可逆性の場合は DIP，PIP 関節での操作を必要とする．鉤爪趾，槌趾およびカーリー趾変形に対しては，長趾屈筋腱の背側以降術により PIP の伸展と DIP の矯正が得られる．マレット趾では DIP 関節の矯正固定術を行う[8]．

扁平足は重症度によって術式が異なる．中等症までであれば，踵骨結節の外側移動骨切り術と後脛骨筋腱の修復を行う．より重度の変形には，外側支柱延長術を行う．しかし最重症に対しては，三関節固定術が必要となる[9]．凹足も同様に重症度によって術式に段階がある．中等症までは，足底腱膜と長腓骨筋腱の切離，内側楔状骨の矯正骨切り術（Cotton osteotomy）で矯正可能だが，より重症では母趾 MTP 関節 IP 関節の固定術が必要となる[10]．

麻痺性内反尖足に対しては，腱延長や腱切離が適応となるが，アキレス腱延長は下腿三頭筋の筋力低下の危険があるため，歩行要求の高い症例では，極力他の術式を選択するようにする．

シャルコー足の場合，多くは足のアーチが落ち込み，舟底型足底となり突出部に潰瘍を生じることが多い．シャルコー病変は，再発性，進行性であるため，外科的治療は極力避けるが，対称的に潰瘍底にある骨性の突出を姑息的に切除することは考慮してもよい．原疾患が十分にコントロールされ，局所の炎症と骨粗鬆状態が落ち着けば，矯正手術も考慮されるが，感染や再発の危険性に注意が必要である[12]．

おわりに

足部の慢性創傷の治療においては，その原因をつきとめ，可及的に原疾患の治療を行った上で，

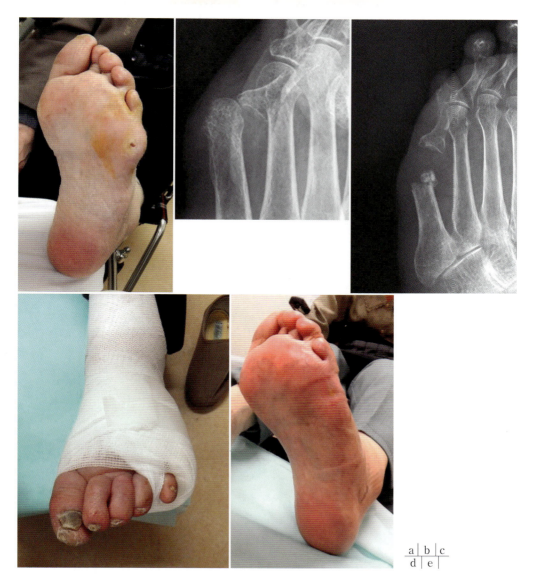

図 12. 難治性足底潰瘍に対する中足骨骨頭切除術
a：97 歳，女性．第 5 MTP 関節底側の慢性難治性潰瘍が存在した．
b，c：XP では第 5 MTP 関節は脱臼し骨頭が慢性刺激源となっていた．保存治療抵抗性であり，年齢などを考慮して中足骨骨頭単純切除を施行した．手術は潰瘍部を避けて，外側切開で行った．
d：術後は趾間ガーゼによるバルキー固定を行い，第 5 趾の内反を予防した．
e：術後 4 か月，潰瘍は閉鎖し治癒した．

創傷の原因となる変形の矯正を行う．足の様々な変形に対する治療法は整形外科の足の外科領域に多くの経験と知見があり，変形の治療自体は特殊なものではない．糖尿病足，CLI においては，末梢循環障害がベースにあると，手術創の治癒不良，骨癒合の遷延，感染，壊死などを高率に生じる．患肢の血行を考慮した上で施行可能な治療法を選択していく戦略が必要と考える．

本稿に関して利益相反関係となるものはありません．

参考文献

1) Tanaka, Y., et al.：Radiographic analysis of hallux

valgus in women on weightbearing and non-weightbearing. Clin Orthop Relat Res. **336**：186-194, 1997.
2) 梅木義臣．足内側アーチの静力学的研究．日整会誌．**65**(10)：891-901, 1991.
3) Aragón-Sánchez, J., et al.：Diagnosing diabetic foot osteomyelitis：is the combination of probe-to-bone test and plain radiography sufficient for high-risk inpatients? Diabet Med. **28**(2)：191-194. 2011.
4) Amirez-Schrempp, D., et al. Ultrasound soft-tissue applications in the pediatric emergency department：to drain or not to drain? Pediatr Emerg Care. **25**(1)：44-48, 2009.
5) Dwyer, F. C.：The present status of the problem of pes cavus. Clin Orthop Relat Res. (**106**)：254-275, 1975.
6) Deben, S. E., Pomeroy, G. C.：Subtle cavus foot：diagnosis and management. J Am Acad Orthop Surg. **22**(8)：512-520, 2014.
7) de Souza, L. J.：Charcot arthropathy and immobilization in a weight-bearing total contact cast. J Bone Joint Surg Am. **90**(4)：754-759, 2008.
8) Coughlin, M. J.：Lessor toe deformities. In：Coughlin, M. J., et al., ed. Surgery of the foot and ankle. Mosby, Philadelphiea , p. 363-464, 2007.
9) 仁木久照：【足部疾患の最新の治療】成人期扁平足の治療．関節外科．**28**：800-808, 2009.
10) Bradford, W., Olney, M. D.：Evaluation and Surgical Treatment of the Cavus Foot Deformity. OKOJ. **7**(6)：2009.
11) Alexander, V., et al.：Charcot Neuroarthropathy of the foot and ankle. JAAOS. **9**：562-571, 2009.

◆特集／下肢潰瘍・下肢静脈瘤へのアプローチ

糖尿病性潰瘍

陰圧閉鎖療法
―V. A. C. Ulta 治療システム®を中心に―

栗原　健[*1]　市岡　滋[*2]

Key Words：陰圧閉鎖療法(negative pressure wound therapy；NPWT)，V. A. C. Ulta®，創底管理(wound bed preparation；WBP)，骨髄炎(osteomyelitis)，壊死性筋膜炎(necrotizing fasciitis)，下肢救済(limb salvage)

Abstract 難治性下肢潰瘍となると，治療が遷延している原因は糖尿病，下肢虚血，静脈うっ滞，膠原病など多岐にわたり，複数の原因が関与していることも少なくない．陰圧閉鎖療法(Negative Pressure Wound Therapy；NPWT)を開始するにあたっては，常に血流障害の可能性を念頭に置き，必要があれば血流評価を行った上で NPWT を開始する必要がある．血行再建に限界があり，経皮酸素分圧(transcutaneous oxygen tension；TcPO$_2$)が，TcPO$_2$＜40 mmHg のような虚血肢にやむを得ず陰圧をかける場合は，－50～75 mmHg から開始する．また，創底管理(wound bed preparation；WBP)に問題がなければ，あえて NPWTi-d から開始する必要はないが，デブリードマンを行ってもなお感染の残存が危惧される場合や，骨髄炎を合併している場合，人工物が露出している場合などは，NPWT ではなく，積極的に NPWTi-d を使用する．

はじめに

　陰圧閉鎖療法(Negative Pressure Wound Therapy；NPWT)は，Argenta[1)2)] らが開発した非侵襲性の創傷治療システムで，創部を陰圧にコントロールすることで創傷の治癒を促進する治療法である．本邦でも 2010 年に同治療法が保険適応となって久しいが，創部を閉鎖環境におくことから，開始にあたっては創部の感染制御が必須であり，骨髄炎などの難治性感染創に対しては NPWT を行うことは困難であった．これを可能にする陰圧閉鎖療法として，清川らは創内持続陰圧洗浄療法[3)] として報告しているが，これに浸漬時間を付与し，一定のインターバルで陰圧付加する機能を備えた治療システムとして，V. A. C. Ulta 治療システム®(ケーシーアイ株式会社)(図 1)が，国内で

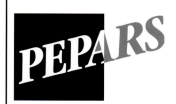

図 1．V. A. C. Ulta 治療システム®(ケーシーアイ株式会社)

[*1] Takeshi KURIHARA，〒350-0495　埼玉県入間郡毛呂山町毛呂本郷 38　埼玉医科大学形成外科・美容外科，助教
[*2] Shigeru ICHIOKA，同，教授

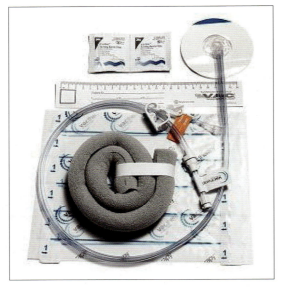

図 2.
V.A.C.®ベラフロクレンズフォームキット(ケーシーアイ株式会社)

2017 年に承認を受け，NPWTi-d：NPWT with Instillation and Dwell として，称されている．これに対して，灌流(Irrigation)や，注入(Instillation)が行える NPWT は，NPWTi と称されてきている．現在では，NPWTi-d は，持続注入の NPWTi と比較して有意に広い範囲に洗浄液を充填でき，周期的な注入方法によって，溶液が創面により均一に分散されるとの報告がある[4]ほか，*in vivo* でブタの全層創傷モデルにて，従来の NPWT よりも NPWTi-d で肉芽組織の有意な増大がみられたとの報告[5]がある．

今回は，病変を下肢に限定したうえで，既存の NPWT と NPWTi-d を比較しながら，その違い，使い分け，効果的な使用方法について，V.A.C. Ulta 治療システム®を中心に紹介したいと思う．

V.A.C. Ulta 治療システム®

1 つの治療ユニットで，以下の 2 種類の局所陰圧閉鎖療法が選択可能である．

- V.A.C.®治療：従来の NPWT に準じた連続モードと間欠モードに加え，治療サイクルの合間に 0 mmHg に落とさず，低圧(−25 mmHg)を維持するダイナミックプレッシャーコントロール(DPC)を選択できる．
- V.A.C.®ベラフロ治療：創面に洗浄液を注入後，一定の浸漬時間があり，設定したインターバルで NPWT が繰り返される．

＜使用禁忌＞
- 露出した血管，吻合部，臓器，神経
- 悪性腫瘍が残存する創傷
- 未治療の骨髄炎がある創傷
- 非腸管性および未検査の瘻管が存在する創傷
- 乾燥壊死組織(エスカー)を伴った壊死組織がある創傷

＜V.A.C.®ベラフロ治療の設定項目＞
充填量：6〜500 m*l* の間で設定可能
浸漬時間：1 秒〜30 分間で設定可能．初期設定 10 分
NPWT 時間：3 分〜12 時間で設定可能．初期設定 3.5 時間
陰圧の範囲：−50〜−200 mmHg で設定可能．初期設定−125 mmHg

付属のフォームも，洗浄性を高めるために以前の V.A.C. 治療システム®に付属のものとは設計が異なる．また，より洗浄性を重視したベラフロクレンズフォームキット(図 2)も用意されている．

下肢潰瘍に対する NPWT

難治性下肢潰瘍となると，治療が遷延している原因は糖尿病，下肢虚血，静脈うっ滞，膠原病など多岐にわたり，複数の原因が関与していること

も少なくない．NPWT を開始するにあたっては，常に血流障害の可能性を念頭に置き，必要があれば血流評価を行った上で NPWT を開始する必要がある．V.A.C. 治療システム®の開始陰圧設定は，Morykwas ら[2]が動物実験で創周囲の血流増加率が最大となったことを根拠に －125 mmHg となっているが，虚血肢については，疼痛に配慮するとともに虚血を助長しないよう弱い値から開始するように心がけている．血行再建に限界があり，経皮酸素分圧（transcutaneous oxygen tension；$TcPO_2$）が，$TcPO_2 < 40$ mmHg のような虚血肢にやむを得ず陰圧をかける場合は，－50～75 mmHg から開始するようにしている．実際，SPP <40 mmHg の虚血肢で －50 mmHg の陰圧閉鎖療法で有効性が得られたとの報告もある[6]．

静脈うっ滞性潰瘍や膠原病性潰瘍については，疼痛が強く，創周辺部の皮膚も脆弱であることが多いので，特に配慮する必要がある．V.A.C.®治療においては，ドレープ貼付部分へは皮膚保護スプレー，創傷面には癒着の少ない V.A.C.®ホワイトフォーム®（ケーシーアイ株式会社）を使用したり，シリコン素材で多孔性のメピテル®ワン（メンリッケ・ヘルスケア株式会社）や，エスアイエイド®メッシュ（アルケア株式会社）を創面とグラニューフォームの間に使用するなどの配慮が必要である．V.A.C.®ベラフロ治療においては，フォーム交換時にフォーム材を浸漬することができる浸漬機能が搭載されているので，積極的に用いるとよい．

NPWT か NPWTi-d か

NPWT は創部を閉鎖環境にするため，開始するにあたり，感染制御の見極めは悩みの種であった．NPWT 開始後のフォーム内で細菌数は増加しているとの報告[7]や，創面の黄色ブドウ球菌が増加していた[8]との報告もある．NPWT 開始後感染が増悪した場合，NPWT の中断をせざるを得ないが，その場合保険適応期間（最大 28 日間）の一部を休止期間で消費してしまい，結果的に効果的な NPWT 治療が行えない実情があった．実際に，当科 2010 年 4 月から 2016 年 2 月までの V.A.C.®治療システム使用の 1,055 例において，途中中断 78 例のうちの 71％にあたる 55 例が感染を原因とするものであり，平均中断期間は 5.0 日であった[9]．2018 年度の診療報酬改定以降，休止期間は使用日数にカウントされないこととなり，NPWT 開始時期の見極めに以前ほどナーバスにならずに済むようにはなった．加えて，NPWTi-d の登場によって，より早期に NPWT 治療を開始できるようになったと言える．現在，その適応は，骨髄炎にまで広げられたが，壊死性筋膜炎など重度軟部組織感染症への効果も報告[10]されており，実際にその効果を経験している．

NPWTi-d であろうとも，まず適切なデブリードマンが最優先であることは言うまでもないが，十分なデブリードマンを目指せば，組織欠損は大きくなり，大掛かりな再建手術が必要になることから，どこまで疑わしき組織を取り除くかは悩ましいところである．NPWTi-d はそれを補助するツールともなり得る．

NPWT を開始するにせよ，NPWTi-d を開始するにせよ，適切な抗生剤の投与，虚血の評価，血糖コントロール，除圧など適切な創傷評価および創傷治療が行われることが前提である．我々は，デブリードマンの翌日以降，創部の止血とデブリードマンの不足がないか創部の状況を確認してから，装着するようにしている．創底管理（wound bed preparation；WBP）に問題がなければ，あえて NPWTi-d から開始する必要はないが，デブリードマンを行ってもなお感染の残存が危惧される場合や，骨髄炎を合併している場合，人工物が露出している場合などには，NPWT ではなく，積極的に NPWTi-d を使用するようにしている．

効果的に使用するためのポイント

従来の NPWT に比較して，NPWTi-d では，洗浄液を使用し間欠的に陰圧をかけることから，リークのリスクが高くなる．まずはリークを起こ

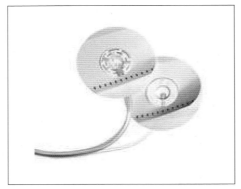

図 3. V.A.C.®ベラトラックデュオチューブ(デュアルパッド)(ケーシーアイ株式会社)

さないようなしっかりした装着が重要である．そのために，キット自体も工夫されており，付属のドレープは，以前のV.A.C.®治療システムに付属のものよりも粘着が強固なので，皮膚への密着性を高めると同時に，皮膚障害を予防すべく，付属のキャビロン®非アルコール性皮膜ワイプ(スリーエム ジャパン株式会社)を，創縁の皮膚にしっかり塗布することが重要である．

創面の凹凸などでフィルムの貼付に難渋する場合，NPWTの時は，周囲皮膚との密着を高め，浸軟を予防するために，ハイドロコロイド性の被覆材を創縁に使用するケースも見られたが，NPWTi-dでは洗浄液を使用するため，疎水性の強いストーマケア用品(練状や板状の皮膚保護材)を流用すると非常に有効である．

また，創部の大きさ，フォーム量に見合った洗浄液充填量を決定することもオーバーフローによるリークを予防するために重要な要素である．使用初期は，傷の大きさから注入量を想定することが難しいので，慣れるまでは，Fill Assist(充填補助)機能を利用し，注入量を見極めるのが簡便である．

付属のベラトラックパッドは，洗浄液の注入と排出を1つのパッドから行うため，創傷の中央部に装着することが基本となるが，体位等で重力的な影響を受けやすい場合は高い位置に装着する方が，洗浄，浸漬効果が高いと言える．また，創傷面積が大きい場合は，注入パッドと排出パッドが分離されたベラトラックデュオチューブ(図3)を使用することも洗浄効果を高める．ちなみに，V.A.C.®ベラフロフォームキットのラージには，あらかじめこちらのチューブが付属している．この場合も注入パッドを重力的に高い位置へ，排出パッドを低い位置へ配置することが重要である．治療効果を優先すると，できる限りブリッジなどを行わず，創傷の直上にパッドを配置することとなるため，パッドやチューブによる医療関連機器圧迫創傷(Medical Device Related Pressure Ulcer；MDRPU)が発生しないよう，管理上の体位には注意する必要がある．

V.A.C. Ulta 治療システム®の基本操作は添付文書に譲るが，基本設定で洗浄液充填量，浸漬時間，陰圧治療時間，設定陰圧等を任意に設定できるようになっている．創部の洗浄効果が進むにつれ，創傷サイズも縮小してくるので，縮小に応じて洗浄液充填量を徐々に減らしていくことが必要である．創部の清浄化がある程度確認されれば，浸漬時間を短く，陰圧治療時間を長くする．可能であれば最終的には従来のV.A.C.®治療システムであるNPWTに移行することで肉芽の質も高まる印象がある．

症　例

62歳，女性

糖尿病の既往があり，左大腿から左殿部の壊死性筋膜炎にて近医より紹介となった．CT画像上，ハムストリングから大殿筋にかけて膿瘍形成があり(図4-a)，WBC＝22.070/μl　CRP＝24.94 mg/dlと炎症反応高値であったため，同日緊急手術となった．創部を切開して排膿，洗浄し後日感染制御を待って閉創する予定とした(図4-b)．デブリードマン後，まだ，殿部のWBPは不良であった(図4-c)が，血清アルブミンの低下もあり，創部からの蛋白漏出も疑われたため，欠損を縮小化すべく，まずはWBPが比較的良好と思われた大腿後面の縫合および植皮を優先して施行した．その際，殿部外側に新たな皮下ポケットを認めたことから，同部位の皮膚を切除し，その皮膚を大腿

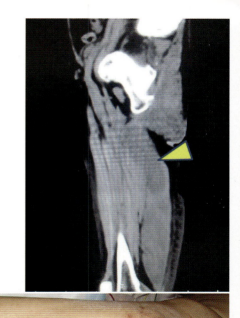
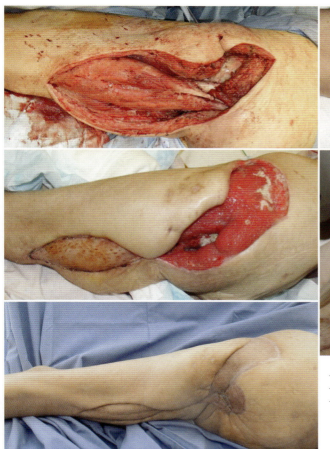
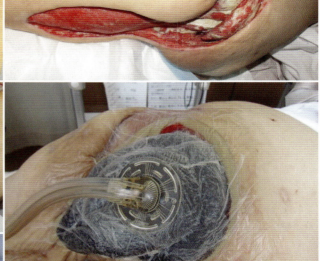

図 4. 症例
a：CT 画像．ハムストリングから大殿筋にかけて膿瘍形成を認める．
b：デブリードマン．創部を切開して排膿，洗浄し，2期的な再建を予定した．
c：デブリードマン後 2 週間．大腿後面に比べ，殿部の WBP は不良である．
d：大腿後面の植皮後 2 週間．大腿後面の再建を優先した．
e：V. A. C. Ulta 治療システム®開始とした．
f：殿部の植皮術後 20 日．植皮術を行い治癒した．

後面の移植に使用した(図 4-d). その後も大殿筋下のポケットの感染制御が不良で, それが殿部周辺の組織にも波及している印象であったことから, 同部位に, V. A. C. Ulta 治療システム®を開始(図 4-e)した. NPWTi-d 開始後 28 日で WBP は良好と思われたことから, 植皮術を施行し, 創部は治癒した(図 4-f).

まとめ

デブリードマン後の WBP において, V. A. C. Ulta 治療システム®が補完的な役割を担うことで, デブリードマンは必要最低限となり, 正常組織をより多く残すことができれば, 組織欠損を縮小化し再建術式にも少なからず影響するものと考える. NPWTi-d の導入が下肢救済(limb salvage)に結びつくことを期待する.

参考文献

1) Argenta, L. C., Morykwas, M. J. : Vacuum-assisted closure : a new method for wound control and treatment : clinical experience. Ann Plast Surg. **38** : 563-576, 1997.
2) Morykwas, M. J., Argenta, L. C., et al. : Vacuum-assisted closure : a new method for wound control and treatment : animal studies and basic foundation. Ann Plast Surg. **38** : 553-562, 1997.
3) Kiyokawa, K., et al. : New continuous negative-pressure and irrigation treatment for infected wounds and intractable ulcers. Plast Reconstr Surg. **120** : 1257-1265, 2007.
4) Rycerz, A. M., et al. : Distribution assessment comparing continuous and periodic wound instillation in conjunction with negative pressure wound therapy using an agar-based model. Int Wound J. **10**(2) : 214-220, 2012.
5) Lessing, C., et al. : Negative pressure wound therapy with controlled saline instillation (NPWTi-d) : dressing properties and granulation response in vivo. Wounds. **23**(10) : 309-319, 2011.
6) Sjögren, J., et al. : Clinical outcome after poststernotomy mediastinitis ; Vacuum-assisted closure versus conventional treatment. Ann Thorac Surg. **79** : 2049-2055, 2005.
7) Yusuf, E., et al. : High bacterial load in negative pressure wound therapy(NPWT)forms used in the treatment of chronic wounds. Wound Repair Regen. **21**(5) : 677-681, 2013.
8) Mouës, C. M., et al. : Bacterial load in relation to vacuum-assisted closure wound therapy : a prospective randomized trial. Wound Repair Regen. **12**(1) : 11-17, 2004.
9) 栗原　健, 市岡　滋:第 59 回　日本形成外科学会総会・学術集会　ランチョンセミナー　福岡:2016.
10) Schintler, M. V., et al. : The impact of V. A. C. instill in severe soft tissue infections and necrotizing fasciitis. Infection. **37** : 31-32, 2009.

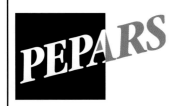

◆特集/下肢潰瘍・下肢静脈瘤へのアプローチ

創傷処置
デブリードマンとその後の処置
（陰圧閉鎖療法，創傷被覆材，外用薬）

古川雅英[*1] 佐藤精一[*2] 松本健吾[*3] 石原博史[*4]

Key Words：慢性創傷(chronic wound)，デブリードマン(debridement)，外用薬(topical agents)，創傷被覆材(wound dressing)，局所陰圧閉鎖療法(negative pressure wound therapy)

Abstract デブリードマンとは，全ての創傷の治療(マネージメント)の端緒であり，壊死組織・不活性化組織を除去する医療行為である．主なものに外科的，自己融解，化学的，物理的，生物学的などの種類があり，下肢創傷の状態を評価したうえで適切な方法を選択し，十分なデブリードマンを行うことが重要である．またデブリードマン後は，創傷を治癒に導くために外用薬もしくは創傷被覆材を使用して管理する必要がある．またその後の処置の代表的なものに陰圧閉鎖療法(negative pressure wound therapy；NPWT)，創傷被覆材，外用剤が挙げられる．それぞれに長所，短所があり単純に優劣を比較することはできない．創の状態を評価しながら適切に選択して治療を行うことが必要である．

下肢潰瘍の特殊性

下肢潰瘍の原因は，糖尿病性（神経障害），動脈性，静脈性，膠原病性，褥瘡など様々であり，難治性潰瘍，慢性創傷として wound bed preparation を理解した管理が必要である．急激な高齢化社会の訪れによる患者の増加に受け入れ側の整備が遅れている．本疾患については少なくとも ① 日本形成外科学会ほか編：形成外科診療ガイドライン3 慢性創傷(金原出版，2015)，② 日本皮膚科学会ガイドライン委員会：日本皮膚科学会ガイドライン 創傷・褥瘡・熱傷ガイドライン1：創傷一般ガイドライン，2：褥瘡診療ガイドライン，3：糖尿病性潰瘍・壊疽診療ガイドライン，4：膠原病・血管炎に伴う皮膚潰瘍診療ガイドライン，5：下腿潰瘍・下肢静脈瘤診療ガイドライン(日皮会誌，2017)，③ 日本褥瘡学会編：褥瘡予防・管理ガイドライン 第4版(褥瘡会誌，2015)，④ 日本糖尿病学会編：糖尿病診療ガイドライン 2016(南江堂，2016)，⑤ Norgren, L., et al.：Inter-Society Consensus for the Management of Peripheral Arterial Disease(TASC Ⅱ)．(J Vasc Surg, 2007)のガイドラインに取り上げられており，医療者は治療にあたり複数のガイドラインを理解することが望ましいと思われる．下肢潰瘍は糖尿病足病変，糖尿病足潰瘍，糖尿病性潰瘍，下肢慢性創傷などと表される病態を含むもしくは同義で用いられている．また特に動脈性(peripheral arterial disease；PAD)の場合，病変は潰瘍より壊疽となり，十分な血行再建が行われないと組織を温存できず，組織欠損(大切断を含む)となる．糖尿病や透析患者の大切断後の生命予後は極めて悪いことが知られており，近年安易な大切断ではなく小切断で limb salvage(救肢)して歩行機能を残す取り組みが行われているが，小切断の断端が下肢潰瘍であり，虚血や感染が伴う骨，腱などの露出を伴う創面の管理については知識と経験が必要である．

[*1] Masahide FURUKAWA, 〒870-0192 大分市西鶴崎3丁目7番11号 社会医療法人敬和会 大分岡病院，副院長・形成外科部長
[*2] Seiichi SATO, 同病院形成外科，医長
[*3] Kengo MATSUMOTO, 同病院形成外科，医員
[*4] Hiroshi ISHIHARA, 同病院形成外科，副部長

デブリードマン

　デブリードマンは，全ての創傷の治療(マネージメント)の端緒であり，壊死組織・不活性化組織，異物，細菌感染巣を除去する医行為である．壊死とは不可逆的損傷による細胞または組織の死を指し，その水分含有量の程度により色調や硬さが異なる．乾燥した硬い壊死組織はエスカー(eschar)，水分を含んだやわらかい黄色調のものはスラフ(slough)と呼ばれており，創面上にフィルム状に見られることもある．慢性創傷である下肢潰瘍を治療に反応する創傷に変換するために，壊死組織を物理的に除去するだけでなく，創の細菌やその毒素など，免疫機能を減弱させる要因，感染により変形してしまった細胞などを取り除くと出血によって新しい細胞や生理活性物質が創傷に動員され，肉芽組織が形成され始める．デブリードマンは創の洗浄・浄化とペアであり，施行後に十分な量の生理食塩水もしくは水道水で創を洗浄することが重要である．デブリードマンの主なものには外科的，自己融解，化学的，物理的，生物学的方法がある．

1. 外科的デブリードマン

　メスや剪刀などで壊死組織を手術的に取り除く方法である．これには形成外科の教科書には記載されてこなかったが，A. シャープデブリードマン，B. サージカルデブリードマン[1] (もしくは conservative sharp debridement, aggressive sharp debridement[2]) という分類がある．

A. シャープデブリードマン

　メスや剪刀を用いて，疼痛や出血を伴うことなく可及的にエスカーやスラフを除去することで，メインテナンスデブリードマンとも呼ばれており，ベッドサイドで毎日の処置ごとに少しずつ行うことで侵襲は非常に小さくなる[3]．通常，外用薬やドレッシング材によりエスカーやスラフを浸軟に保つ自己融解デブリードマンと組み合わせて行われている．壊死組織が残っているため，感染の拡大や悪化の可能性はあるので，毎日もしくは隔日で注意深く創や全身状態を観察する必要がある．感染の拡大や悪化を認めた場合はサージカルデブリードマンを施行する．看護師の特定行為「褥瘡または慢性創傷の治療における血流のない壊死組織の除去」に該当するデブリードマンであり，下肢創傷では動脈性ではない踵や外果の創傷，静脈性潰瘍においてはまず本法の適応を考える．

B. サージカルデブリードマン

　感染が強く緊急性を要する場合や硬く乾燥した壊死組織で健常部との境界も融解していない場合に行われるが，疼痛や出血を伴うため全身状態や基礎疾患を把握し，画像診断などで感染の拡大範囲，深さなどを把握後，十分な麻酔下で基本的に手術室にて行う．止血も確実に行わなければならない．壊死組織の除去に加えて膿瘍やポケットの切開など排膿路の作製も重要な手技となる．特に足部では腱，軟骨，骨，靱帯など深部組織が容易に露出する．これらの組織はPADがなくても血行に乏しく，デブリードマン後も肉芽の形成や上皮化をしにくい創傷である．壊死組織，感染の残存は露出した深部組織を伝って感染が拡大する原因となるため十分なデブリードマンが必要であるが，歩行機能を残すためには欠損は少ない方がよく，その範囲や時期の決定は難しい．毎日評価して状況に応じてシャープデブリードマン，サージカルデブリードマンを繰り返し行うことは珍しくない．感染が強く緊急性があり，さらにPADを合併している場合は，壊死組織除去後の創面は健常に見えても数日で乾燥し，硬い黒色壊疽となる．そのため壊死組織のみを除去し，感染部は大きく開放して洗浄できるようにして感染の中枢への拡大を防ぐ．救命のための大切断は常に選択肢として考えておかなければならない．感染が問題にならなければPADによる下肢潰瘍は血行再建後，そして感染が拡大する可能性の低い血行再建後早期にサージカルデブリードマンを行う．バイパス手術後はできるだけ早期(可能であれば直後)に，血管内治療後は4～5日待って切断予定部のSPPが40 mmHg以上になってから施行する方がよ

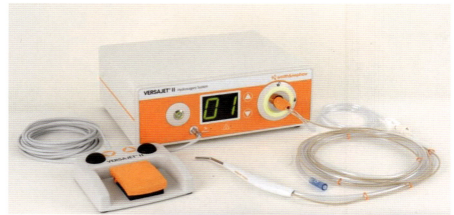
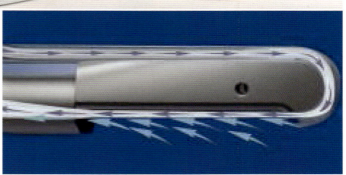

図 1.
VERSAJET II® Hydrosurgery System
　a：コンソール，ハンドピース，フットスイッチ
　b：ハンドピース先端の仕組み
（スミス・アンド・ネフューウンドマネジメント社より提供）

い．十分な血行再建が施行された高位までしか温存できず，治癒後も欠損は残ることを忘れてはならない．

C．ハイドロサージャリー

水圧式ナイフである VERSAJET® Hydrosurgery System（スミス・アンド・ネフューウンドマネジメント社）は，2014 年に保険収載された滅菌生理食塩水の高速水流を利用した外科的デブリードマンを可能とした手術機器（図 1）である．加圧された滅菌生理食塩水が，細い高圧液体となり，ハンドピース先端部から排液口に向けて噴出されるとベンチュリー効果により壊死組織や汚染物質を切除すると共に創面を洗浄する．その後吸引作用により壊死組織や汚染物質は生理食塩水と共に排液口から排出される．正常な組織を温存しながら，壊死，感染組織，細菌，汚染物質を選択的に除去することが可能であり，その後の創治癒に良い影響を与えたり，凹凸部の手術時間を短縮したり，術中出血量を減少したりといった効果が報告されている[4)5)]．

2．自己融解デブリードマン

血流のある壊死組織の深部は滲出液で満たされており，その中のマクロファージや好中球はコラゲナーゼなどを，周囲から遊走してきた表皮細胞もプロテアーゼなどの蛋白分解酵素を分泌し壊死組織を自己融解していく．これらの生体の出す酵素を利用して痂皮を軟化・除去する方法を自己融解デブリードマンと言う．湿潤環境に保つことによって壊死組織の自己融解が進むので，ハイドロコロイド，ハイドロゲル，スルファジアジン銀，アルギン酸製剤などを用いて壊死組織の浸軟を図るが，創傷被覆材は occlusive dressing として使用するため，48 時間以内の交換やシャープデブリードマンの追加を必要とする．

3．化学的デブリードマン

プロテアーゼなど蛋白分解酵素を含む外用薬や軟膏を用いて壊死組織を融解させる方法であるが，周囲の健常皮膚に炎症を起こすことから近年はほとんど使用されていない[3)]．

4．物理的デブリードマン

古典的には洗浄や鋭匙，wet to dry dressing な

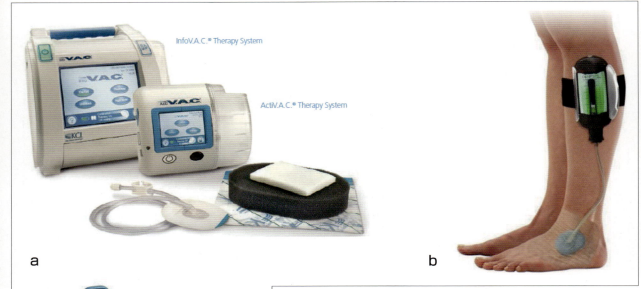

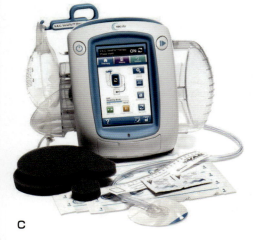

図 2.
a：V. A. C.®治療システム
　InfoV. A. C.®ActiV. A. C.®
b：SNaP®陰圧閉鎖療法システム
c：V. A. C. Ulta 治療システム®
　（アセリティ社より提供）

　どがある．Wet to dry dressing は，生理食塩水などで湿らせたガーゼをよく絞り，創傷に充填するように置き，その上を乾燥したガーゼで被覆する．湿ったガーゼは乾燥する時に壊死組織や滲出液を吸着するので乾燥したら除去し，同様に被覆する．通常 1 日に 2〜3 回の交換を行い，壊死組織が多い創傷や感染した創傷には有効であるが，近代的なドレッシング材と比較すると新生表皮なども一緒に除去してしまい，創傷治癒が遅れてしまうことが報告されている[6]．

　2010 年に保険収載された陰圧閉鎖療法（negative pressure wound therapy；NPWT）は被覆材を創の形状に合わせて当てて透明フィルムで密封し，透明フィルムに孔を開けてドレナージ管を被覆材に密着させ，吸引源に接続して創面に持続的に陰圧を負荷することにより滲出液の排出が促され湿潤治療環境が整い，肉芽の形成促進も促される．被覆材を 48〜72 時間で交換する際には，創面から吸い上げられたフィブリン，スラフ，感染物質などが除去でき物理的デブリードマンの役割も果たしている．2010 年より保険収載され，現在 V. A. C®治療システム（アセリティ株式会社）（図 2）と RENASYS®創傷治療システム（スミス・アンド・ネフューウンドマネジメント社）（図 3）が承認されており，2012 年には「単回使用陰圧創傷システム」を一般名称として SNaP®陰圧閉鎖療法システム（アセリティ株式会社）（図 2），2014 年に PICO®創傷治療システム（スミス・アンド・ネフュー

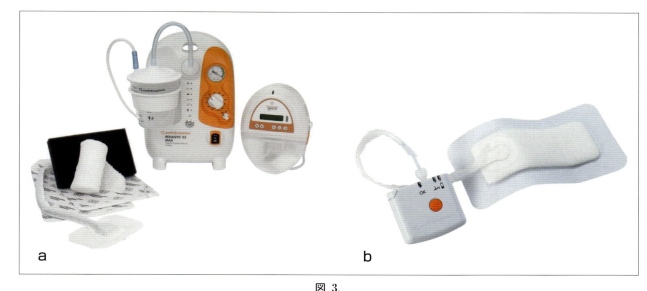

図 3.
a：RENASYS®創傷治療システム　　b：PICO®創傷治療システム
（スミス・アンド・ネフューウンドマネジメント社より提供）

ウンドマネジメント社）（図3）が認可され，外来使用でも保険が適応できるようになった．

5. 生物学的デブリードマン

マゴット（医療用無菌ウジ）を用いたデブリードマンであり，海外ではエビデンスが確立し，アメリカ連邦健康政策局（Food and Drug Administration；FDA）が認可しているが，我が国では薬事承認が得られていない治療法である．そのため，治療にあたっては患者の同意だけでなく院内の倫理委員会の承認が必要である．また自由診療であり，全額自費扱いとなる．

マゴットセラピーは，正常組織を損傷せず選択的にデブリードマンできるが，壊死組織のみを食べるだけでなく分泌液の効果により抗菌効果や肉芽増生効果があるとの報告がある．副作用として疼痛や周囲の皮膚炎や出血，発熱などがあり，虚血肢では効果に乏しいとされている．外科的デブリードマンや軟膏，創傷被覆材，局所陰圧閉鎖療法など標準的治療が有効でない場合に適応を考慮する[7)8)]．

デブリードマン後の処置（局所療法）

慢性創傷の誘引となる栄養状態，血流，糖尿病など全身的要因や，圧迫，摩擦など外因的要因は改善，排除されなければならない．局所療法としては，NPWT，創傷被覆材，外用剤が挙げられる．

1. NPWT

NPWT の適切な使用は外創傷治癒を促進するうえで非常に有効な方法である．その主な作用機序は「過剰な滲出液の吸引」とされてきた[9)10)]が，近年細胞は物理環境によって多大な影響を受け，生理機能や制御機構が応答・適応するというメカノバイオロジーの研究より「細胞に加わる物理的刺激により創傷治療が促進する」ことが判明し[11)]，メカノセラピーとして発展が予想される[12)]．本邦におけるNPWTは，① 感染創に使用できないこと，② 連続した4週間しか使用できないこと，が下肢潰瘍への使用上問題となっていたが，① については創内持続洗浄法（Intra-Wound Continuous Negative Pressure and Irrigation Treatment：IW-CONPIT）の開発[13)]やIW-CONPIT とNPWTとの組み合わせ[14)]など合理的な創傷管理と保険治療が可能となり，間欠的創内洗浄法としては2017年，洗浄液周期的自動注入機能がついたV. A. C. Ulta治療システム（アセリティ株式会社）（図2）が市販された．洗浄液の内容や1回量，洗浄周期が自由に設定でき，従来のNPWTシステムと比較してより汚染・感染した創に使用でき，骨髄浮腫や腐骨除去後の骨髄炎病変に対する効果が期待される．② については2018年の診療報酬改定によ

表 1. 創傷被覆・保護材等一覧

医療機器分類(薬機法) 分類	一般的名称	使用材料(業界自主分類)	保険償還名称・価格(診療報酬)	販売名	会社名(製造販売元/販売元)	特徴(各社記載・30字)	管理区分(薬機法)
外科・整形外科用手術材料	粘着性透明創傷被覆・保護材	ポリウレタンフィルム	技術料に包括	オプサイト ウンド	スミス・アンド・ネフュー(株)	創(傷)部が治癒するための最適な環境を作り、疼痛を軽減します	管理医療機器
				テガダーム トランスペアレント ドレッシング	スリーエム ジャパン(株)	片手で貼れるので一人でも作業性が良いフィルムドレッシング	
				バイオクルーシブ Plus	ケーシーアイ(株)	水蒸気透過性を向上、片手でも貼付しやすいフィルムドレッシング	
				パーミエイド S	日東電工(株)/(株)ニトムズ	湿潤環境を保ち、創部の治癒促進のための最適な環境を整えます	
				キュティフィルム EX	新タック化成(株)/スミス・アンド・ネフュー(株)	創傷部が治癒するための最適な環境を作ります	
	非固着性創傷被覆・保護材	非固着成分コートガーゼ	在 009・II 103・調 013 [非固着性シリコンガーゼ] 広範囲熱傷用:1,060円/枚 平坦部位用:139円/枚 凹凸部位用:303円/枚	アダプティックドレッシング	ケーシーアイ(株)	細かく均一な孔を有し、豊富な材形で様々な目的に使用が可能	
				トレックス	富士システムズ(株)	しなやかにフィットして創傷面の乾燥を防ぎ、優しく剥がせます	
				ウルゴチュール	日東電工(株)/(株)ニトムズ	両面からセーフタック採用ドメッシュ構造で滲出液を管理	
				メピテル	メンリッケヘルスケア(株)	メッシュ構造によるる非固着性で最適な創傷管理を実現	
		親水性メンブラン		エスアイ・メッシュ	アルケア(株)	キチンを和紙状に加工、創の保護、治癒の促進等を目的とする	
	局所管理親水性ゲル化創傷被覆・保護材	親水性フォーム		ベスキチン W	二プロ(株)	高吸水性アルギン酸フォーム材、滲出液吸収して速やかにゲル化	
				クラビオ FG ライト	光洋産業(株)		
	局所管理ハイドロゲル創傷被覆・保護材	ハイドロコロイド		デュオアクティブ ET	コンバテック ジャパン(株)	薄く半透明で、浅い創の治癒を促進察が可能	
				テガダーム ハイドロコロイド ライト	スリーエム ジャパン(株)	透明性があり創の観察が容易、脆形型は経済性、作業性が良い	
		ハイドロジェル		アクアキュアーサージカル	日東電工(株)/(株)ニトムズ	高い柔軟性と透湿性を兼ね備え持ち、屈曲部にもなじみます	
				レプリケア ET	スミス・アンド・ネフュー(株)	薄く、滑りが良いのでズレによる剥がれを軽減します	
				ビューゲル	ニプロ(株)/大鵬薬品工業	水分80%で湿潤環境維持・透明で創面観察が容易、溶解しない	
	局所管理フォーム状創傷被覆・保護材	ポリウレタンフォーム		ハイドロサイト 薄型	スミス・アンド・ネフュー(株)	密着性・追従性に優れた自着性フォームドレッシング	
				メピレックス ライト	メンリッケヘルスケア(株)	セーフタック採用、脆弱皮膚にもやさしく密着し剥離時の痛みを軽減	
				メピレックスボーダー ライト	メンリッケヘルスケア(株)	セーフタック採用、高い吸水性	
				キュティメド シルテックL	テルモ・ビーエスエス(株)/テルモ株式会社	上部に高吸水粒子を配置しドレッシング材	
	抗菌性創傷被覆・保護材	ハイドロコロイド		バイオヘッシブ Ag ライト	アルケア(株)	スルファジアジン銀による創傷面の衛生環境の向上を図ります	
		親水性ファイバー		アクアセル Ag BURN	コンバテック ジャパン(株)	アクアセル Ag をナイロン糸で強化、熱処理によりサイズ安定	
	二次治癒ハイドロゲル創傷被覆・保護材	ハイドロコロイド	在 008・II 101・調 012 [皮膚欠損用創傷被覆材 皮下組織に至る創傷用] 標準型:10円/cm² 異形型:37円/g	コムフィール	コロプラスト(株)	高い柔軟性・伸縮性、創を密閉して湿潤環境を保ち血管新生、肉芽増殖、上皮化を促進	高度管理医療機器
				デュオアクティブ	コンバテック ジャパン(株)	創を密閉して湿潤環境を保ち血管新生、肉芽増殖、上皮化を促進	
				デュオアクティブ CGF	コンバテック ジャパン(株)	交換時にゲルが残りにくい、柔軟で凹凸のある部位にも優れた貼付が可能	

高度管理医療機器

特定保険医療材料
在008・Ⅱ101・調012
[皮膚欠損用創傷被覆材]
皮下組織に至る創傷用：10円/cm²
標準型：10円/cm²
異形型：37円/g

外科・整形外科用手術材料

分類	材料	製品名	製造販売元	特徴
二次治癒用ハイドロゲル状創傷被覆・保護材	ハイドロコロイド	アブソキュアーサウンド	日東電工㈱/㈱ニトムズ	吸液性・保型性に優れ、浸出液の漏れが起こりにくくなっています
	ハイドロコロイド	デガダーム ハイドロコロイド	スリーエム ジャパン	透明性があり創の観察がし易い。円形型は経済性・作業性が良い
	ハイドロジェル	レプリケア ウルトラ	スミス・アンド・ネフュー㈱	薄く、滑りが良いのでズレによる肉芽剥がれを軽減します
	ハイドロジェル	イントラサイト ジェル システム	コンバテック ジャパン㈱	壊死組織の自己融解、肉芽形成、及び上皮化を促進します
	ハイドロジェル	グラニュゲル	コンバテック ジャパン㈱	壊死組織を融解し、肉芽形成・上皮化を促進
二次治癒用親水性ゲル状創傷被覆・保護材	親水性メンブラン	ベスキチン W-A	ニプロ㈱	キチンをフリーズ乾燥加工。創の保護、治癒の促進等を目的とする
	親水性ファイバー	ソーブサン	アルケア㈱	柔らかなアルギン酸不織布が最適な湿潤環境を創ります
	親水性ファイバー	アルゴダーム トリオニック	スミス・アンド・ネフュー㈱	繊維構造がしっかりしているため、適切な湿潤環境を保ちます
	親水性ファイバー	カルトスタット	コンバテック ジャパン㈱	止血促進と共に優れた浸出液吸収で治癒に適した湿潤環境を提供
	親水性ファイバー	アクアセル	コンバテック ジャパン㈱	浸出液を吸収し、細菌保持、逆戻りを防ぐ創の湿潤環境保持
	親水性ファイバー	ティエール	ケーシーアイ㈱	アクアセル・フォーム層で高浸出液吸収を実現。粘着層はシリコン
二次治癒用フォーム状創傷被覆・保護材	ポリウレタンフォーム	デガダーム フォーム ドレッシング	スリーエム ジャパン	創の形状に合わせてフィット、浸出液が漏れにくいフォーム材。しなやかで柔らかいフォーム、屈曲部にもなじみやすい
	ポリウレタンフォーム	バイアテン	コロプラスト㈱	高い柔軟性、周囲辺縁にかって薄く成形
	ポリウレタンフォーム	バイアテン シリコーン	コロプラスト㈱	高い柔軟性。ボーダー部の粘着剤にシリコーンゲルを使用
	ポリウレタンフォーム	バイアテン シリコーン+	コロプラスト㈱	浸出液を垂直方向へ吸収、全面にシリコーンゲルを使用
	ポリウレタンフォーム	ハイドロサイト プラス	スミス・アンド・ネフュー㈱	自由にカットして使用できる非粘着タイプのハイドロサイトです
	ポリウレタンフォーム	ハイドロサイト AD プラス	スミス・アンド・ネフュー㈱	創周囲への被膜が容易でしっかり粘着タイプのハイドロサイトです
	ポリウレタンフォーム	ハイドロサイト AD ジェントル	スミス・アンド・ネフュー㈱	肌に優しいシリコーン粘着タイプのハイドロサイトです
	ポリウレタンフォーム	ハイドロサイト ライフ	スミス・アンド・ネフュー㈱	患者の声をもとに開発。やわらかく目安をついたハイドロサイトです
	ポリウレタンフォーム	メピレックス	メンリッケヘルスケア㈱	セーフタック採用。脆弱皮膚にもやさしい追従性。疼痛や組織損傷を軽減
	ポリウレタンフォーム	メピレックス ボーダーⅡ	メンリッケヘルスケア㈱	セーフタック採用。5層構造。疼痛や組織損傷の二次損傷を軽減
	ポリウレタンフォーム	ウルゴチュール アブソーブ	日東電工㈱/㈱ニトムズ	優しく剥がせて交換時の二次損傷を防止、吸液性と透湿性に優れる
	ポリウレタンフォーム	ウルゴチュール アブソーブ ボーダー	日東電工㈱/㈱ニトムズ	優しく剥がせて交換時の二次損傷を防止。シリコーン粘着タイプ
	ポリウレタンフォーム	キュティメド シルテック	テルモ・ビーエスエス㈱/テルモ株式会社	上部に高吸収粒子を配置したポリウレタンフォーム材
抗菌性創傷被覆・保護材	親水性ファイバー	アクアセル Ag	コンバテック ジャパン㈱	アクアセルに抗菌効果をプラス。柔軟性があり、深い創にも密着
	親水性ファイバー	アクアセル Ag 強化型	コンバテック ジャパン㈱	アクアセル Ag をリヨセル糸で強化、使いやすいリボン状
	親水性ファイバー	アクアセル Ag Extra	コンバテック ジャパン㈱	アクアセル Ag に更なる吸収力と強度をプラス。交換頻度を低減
	親水性ファイバー	アクアセル Ag フォーム	コンバテック ジャパン㈱	アクアセルフォームに銀イオンの抗菌効果をプラス

表 1. 創傷被覆・保護材等一覧（つづき）

医療機器分類（薬機法）分類	一般的名称	使用材料（業界自主分類）	保険償還名称・価格（診療報酬）	販売名	会社名（製造販売元／販売元）	特徴（各社記載・30字）	管理区分（薬機法）
外科・整形外科用手術材料	抗菌性創傷被覆・保護材	親水性創傷ファイバー	在008・Ⅱ101・調012 [皮膚欠損用創傷被覆材] 皮下組織に至る創傷用 標準型：10円/cm² 異形型：37円/g	アルジサイト Ag	スミス・アンド・ネフュー（株）	アルギン酸ドレッシングに、銀による抗菌効果が加わりました	高度管理医療機器
		ポリウレタンフォーム		ハイドロサイト 銀	スミス・アンド・ネフュー（株）	高い吸収力に銀の抗菌効果を加えたハイドロサイトです	
				ハイドロサイト ジェントル 銀	スミス・アンド・ネフュー（株）	シリコーン粘着のハイドロサイトに銀の抗菌効果を追加しました	
				メピレックス Ag	メンリッケヘルスケア（株）	セーフタックと硫酸銀による即効・持続的抗菌効果（テープ無）	
				メピレックスボーダー Ag	メンリッケヘルスケア（株）	セーフタックと硫酸銀による即効・持続的抗菌効果（テープ有）	
		ハイドロコロイド	在008・Ⅱ101・調012 [皮膚欠損用創傷被覆材] 筋・骨に至る創傷用 25円/cm²	バイオヘッシブ Ag	アルケア（株）	スルファジアジン銀による創傷面の衛生環境向上を図りました	
	深部体腔創傷被覆・保護材	親水性フォーム	Ⅱ105 [キチン] 142円/g	ベスキチン F	ニプロ（株）	キチンをスポンジ状に加工、創の保護、治癒の促進等を目的とする	
		高分子ポリマー		デブリサン	佐藤製薬（株）		
	陰圧創傷治療システム	ポリウレタンフォーム／ポリビニルアルコールフォーム	特定保険医療材料	V.A.C. 治療システム	ケーシーアイ（株）	構成品として使用。浸出液を効率的に除去。肉芽形成を促進する	
				InfoV.A.C. 治療システム	ケーシーアイ（株）		
				ActiV.A.C. 治療システム	ケーシーアイ（株）		
		ポリウレタンフォーム	Ⅱ159 [同所陰圧創傷処置用材料] 22円/cm²	RENASYS 創傷治療システム	スミス・アンド・ネフュー（株）	電動式吸引ポンプと組み合わせで使用。肉芽形成促進、疼痛軽減	
		コットン		RENASYS 創傷治療システム	スミス・アンド・ネフュー（株）	電動式吸引ポンプと組み合わせで使用。肉芽形成促進、疼痛軽減	
		ポリウレタンフォーム		SNaP 陰圧閉鎖療法システム	ケーシーアイ（株）	構成品として使用。浸出液を効率的に除去。シリコンゲルを使用	
		多層構造ドレッシング		PICO 創傷治療システム	スミス・アンド・ネフュー（株）	吸引ポンプと組み合わせで使用。創接触面にシリコンゲルを使用	
	単回使用陰圧創傷治療システム	陰圧維持管理装置	Ⅱ180 [陰圧創傷治療用カートリッジ] 19,400円（入院外のみ算定可）	SNaP 陰圧閉鎖療法システム	ケーシーアイ（株）	ドトによる陰圧管理デバイス 手動、高静音。ハイドロコロイド	
				PICO 創傷治療システム	スミス・アンド・ネフュー（株）	電動式、入院、入院外で使用可能。小型で携帯可能	
生体内移植器具	コラーゲン使用人工皮膚	コラーゲンスポンジ	Ⅱ102 [真皮欠損用グラフト] 451円/cm²	ペルナック	グンゼ（株）／スミス・アンド・ネフュー	熱傷、外傷、手術等による重度皮膚欠損創の貫皮再構築の材料です	
				テルダーミス真皮欠損用グラフト	オリンパス テルモ バイオマテリアル（株）／アルケア（株）	熱傷、外傷、手術創などの重度の真皮欠損創・粘膜修復用の材料です	
				インテグラ真皮欠損用グラフト	センチュリーメディカル（株）	重度皮膚欠損創に使用可能。コンドロイチン6硫酸を架橋結合	
		脱細胞組織		OASIS 細胞外マトリックス	Cook Japan（株）	天然組成の3次元構造とマトリックス分子が創傷治癒を促進します	

（文献 15 より引用）

表 2. 軟膏基剤の特徴

分類			基剤の種類	外用剤(代表的な製品)
疎水性基剤	油脂性基剤	鉱物性 動植物性	白色ワセリン, プラスチベース, 単軟膏, 亜鉛華軟膏	亜鉛華軟膏 アズノール®軟膏 プロスタンディン®軟膏
親水性基剤	乳剤性基剤	水中油型(O/W)	親水軟膏, バニシングクリーム	オルセノン®軟膏 ゲーベン®クリーム
		油中水型(W/O)	吸水軟膏, コールドクリーム, 親水ワセリン, ラノリン	リフラップ®軟膏 ソルコセリル®軟膏
	水溶性基剤		マクロゴール軟膏	アクトシン®軟膏 アルキサ®軟膏 ブロメライン軟膏
			マクロゴール軟膏(+白糖)	ユーパスタコーワ軟膏
			マクロゴール600(+ビーズ)	デブリナン®ペースト
			マクロゴール(+吸水性ポリマー)	ヨードコート®軟膏
			マクロゴール(+ビーズ)	カデックス®軟膏

(文献 16 より引用)

り治療中断期間が認められ,純粋に 4 週間使用できるようになり,より有用性が増した.

2. 創傷被覆材

創傷被覆材は局所を適切な湿潤環境に保つことによって生体に備わる創傷治癒機構を最大限に活用することにより治癒を促す.その進化は急速であり,抗菌性の製品,交換時の疼痛やバリア機能低下に配慮した「非固着性」の製品など次々に新商品が登場している.しかし,滲出液が多く,1 日 1 回以上交換が必要な場合はメリットが少なく医療経済的にも望ましくない.また活発な感染創では密閉することでその増悪が懸念されるために使用すべきでなく,虚血潰瘍など創傷治癒力がない場合も密閉により観察回数が減り,感染の悪化などの発見が遅れる可能性がある.感染を鎮静化させるにはデブリードマン,洗浄,抗菌性の外用剤の方がよい.ドレッシング材は特定保険医療材料で,保険上の機能区分では「真皮に至る創傷用」「皮下組織に至る創傷用:標準型」「皮下組織に至る創傷用:異形型」「筋・骨に至る創傷用」に分類され,それぞれ償還価格が異なり,保険適用期間は 3 週間と制限がある.選択にあたっては,材料や構造により低吸収性,高吸収性に分類でき滲出液の量に合わせた使用をするべきである.また銀などを含む抗菌性,非固着性のものなどもありその製品の特徴をよく理解して適切なものを使用すべきである(表 1)[15].

3. 外用薬

古典的なものであり,創傷被覆材と比較して乾燥しやすく湿潤環境の維持のためには top dressing の工夫が必要である.原則 1 日 1 回から数回交換し,処置は煩雑となるが観察頻度は多くなるため感染創や動脈性潰瘍にも適応できる利点がある.外用薬は主剤だけでなく基剤も重要な役割を果たす(表 2)[16].創傷治療薬として使用されることの多い軟膏の基剤は,① 油脂性基剤,② 乳剤性基剤,③ 水溶性基剤に大きく分類される.① 油脂性基剤は皮膚の保護・保湿作用が強く,刺激性も少ないが,滲出液のコントロールはできないため滲出液が少ない創面に適する.② 乳剤性基剤は油脂性成分と水溶性成分を界面活性剤により乳化したもので水の中に油が分散した水中油型基剤(O/W)と,油の中に水が分散した油中水型基剤(W/O)に分類される.水中油型基剤(O/W)は含有する水分が多く,創面に対して補水する機能をもつ.一方油中水型基剤(W/O)は,水分は含まれているもののわずかであり,滲出液の吸収性はほとんどない.これらの利点は水溶性,油溶性の薬剤のいずれをも配合でき,さらに組織浸透性に優れ,深い潰瘍や壊死組織を伴う創傷にも有用である.

表 3. 外用薬の選択

皮膚創傷の深さと状態	適応となる代表的外用薬	対応する代表的な製品	備 考
浅い慢性皮膚創傷	イソプロピルアズレン軟膏	アズノール®軟膏	創面保護と弱い抗炎症作用.
	抗生物質（抗菌薬）含有軟膏	ゲンタシン®軟膏　フシジンレオ®軟膏	抗生物質などの抗菌薬を含有することで，抗菌作用を示す．長期使用は，耐性菌の出現を招くので控える.
	酸化亜鉛軟膏	亜鉛華単軟膏	薄く塗れば創面保護，厚く塗れば乾燥作用を示す.
	白色ワセリン	白色ワセリン	創面保護に使用．接触皮膚炎を生じないのが利点.
深い慢性皮膚創傷（感染／壊死組織を伴う場合）	カデキソマー・ヨウ素軟膏・外用散	カデックス®軟膏　カデックス®外用散	放出されるヨウ素による強い抗菌力の他，ポリマー粒子による滲出液の吸収，壊死組織や細菌の除去作業．乾燥した創部には適さない．散剤の方が吸水性は高いが，マクロゴール基剤の軟膏の方が使用しやすい．洗浄時に，古いポリマー粒子をよく洗い流す必要がある．ヨウ素過敏症では禁忌.
	スルファジアジン銀含有クリーム	ゲーベン®クリーム	含有するサルファ剤と銀が，細菌や真菌に対して幅広い抗菌力を発揮．組織浸透性も高く，水分含有率が高いために壊死組織の軟化，融解を促進．滲出液の多い創部には適さない．サルファ剤に過敏のある症例，新生児や低出生体重児（高ビリルビン血症を起こしうる），軽症熱傷（疼痛を起こす）には禁忌．広範囲熱傷では，血清浸透圧の上昇に注意.
	スルファジアジン軟膏	テラジアパスタ®	スルファジアジンを含有する．基剤はマクロゴールであり，滲出液の吸収能が高い.
	デキストラノマーポリマー	デブリサン®　デブリサン®ペースト	ポリマー粒子の作用により，滲出液の吸収性に優れ，細菌や分解産物を除去．マクロゴール基剤のペーストの方が使用しやすい．ポリマー粒子は洗浄時に十分洗い流す必要があり，洗浄困難なポケット状潰瘍には使用しない．乾燥した創部には適さない.
	ブロメライン含有軟膏	ブロメライン軟膏	蛋白分解酵素であるブロメラインが，壊死組織の化学的デブリードマンに働く．辺縁に付着すると発赤や痛みを伴うことがあるので，あらかじめ周囲に油脂性軟膏を外用しておくとよい．感染を伴う創傷には向かない.
	ポビドンヨードゲル	イソジンゲル®	ヨウ素の強い抗菌作用により，感染を抑制．基剤はマクロゴール．ヨウ素過敏症では禁忌.
	ポビドンヨードシュガー	ユーパスタ®コーワ	ヨウ素による強い抗菌力と白糖の滲出液吸収，浮腫軽減作用．乾燥した創部には適さない．十分撹拌してから使用する．ヨウ素過敏症では禁忌.
	ヨウ素含有軟膏	ヨードコート®	ポリマー粒子ではないが，カデキソマー・ヨウ素と同様の作用を持つ．ヨード過敏症には禁忌.
	硫酸フラジオマイシン・トリプシンパウダー	フランセチン®・T・パウダー	硫酸フラジオマイシンの抗菌作用と蛋白分解酵素トリプシンの壊死組織融解作用を併せ持つ．散剤のため，乾いた創面には適さない．創面から出血のある場合や，重篤な肝腎障害のある場合は禁忌.
	ヨードホルム	ヨードホルムガーゼ	創傷・潰瘍からでる血液や滲出液に溶けて分解し，ヨウ素を遊離する結果，殺菌作用を現す．大量使用時には，せん妄，不穏，傾眠などヨード中毒症状をきたすことがあり，十分な観察を行う必要がある.
深い慢性皮膚創傷（肉芽／上皮形成期の場合）	アルプロスタジルアルファデクス（プロスタグランディン E1）軟膏	プロスタンディン®軟膏	皮膚血流増加や血管新生を介して肉芽形成を促進．表皮細胞の増殖・遊走を促進．油脂性のプラスチベースを基剤とするため，乾燥した創面に適する．妊婦，心不全や出血のある症例では禁忌.
	アルミニウムクロロヒドロキシアラントイネート	アルキサ®軟膏　イサロパン®（散剤）	本剤はアラントイン誘導体のアルミニウム塩であるが，アラントインには肉芽形成作用，壊死組織除去作用がある.
	リゾチーム塩酸塩含有軟膏	リフラップ®軟膏　リフラップ®シート	線維芽細胞の増殖促進などの組織修復作用と膿性分泌物分解作用．卵白に過敏症のある症例には禁忌.
	ソルコセリル含有軟膏	ソルコセリル®軟膏　ソルコセリル®ゼリー	幼牛血液抽出物であり，血管新生や線維芽細胞増殖を促進し，肉芽形成に作用．牛血液製剤に過敏な症例には禁忌.
	トラフェルミン（basic fibroblast growth factor, bFGF）製剤	フィブラスト®スプレー	遺伝子組み換えヒト bFGF 製剤．血管新生，線維芽細胞増殖・遊走に作用し，良質な肉芽形成を強力に促進．使用開始時に専属のスプレー容器内で溶解し，創面に噴霧．その細胞増殖作用のために，投与部位に悪性腫瘍やその既往のある症例では禁忌.
	トレチノイントコフェリル軟膏	オルセノン®軟膏	血管内皮細胞や線維芽細胞の増殖・遊走に作用し，肉芽形成を強く促進．水分含有量の多い乳剤性基剤で，乾燥した創面に適する．滲出液の多い場合には，浮腫などを生じやすい．黄色調のためには感染と紛らわしいことがある.
	ブクラデシンナトリウム軟膏	アクトシン®軟膏	血管拡張，血流改善，血管内皮細胞や線維芽細胞の増殖・遊走作用により，肉芽形成，上皮化を促進．基剤がマクロゴールであるため，吸水性を有する．特異臭が気になることがある.

（文献 16 より引用）

乳剤性基剤の外用薬を一般に「〜クリーム」と称するが，表示と実際の基剤の性質が異なることもあり，確認が必要である．③水溶性基剤は完全に水に溶ける基剤であり吸水性が高く，滲出液の多い創面に有用である．水で容易に洗い流せるという利点もあるが，創面が乾燥することがあり注意を要する．使用にあたっては創傷の状態をよく把握して外用剤の主剤や基剤を考慮して使用すること，漫然と使用せず2週間程度で効果を検討することが重要である（表3）[16]．

参考文献

1) The wound healing and management node group：Surgical and conservative sharp wound debridement for chronic wounds. Wound Practice and Research. **19**：29-31, 2011.
2) 浅野孝之，市岡 滋：デブリードマン．医学の歩み．**258**(9)：833-838, 2016.
3) 大浦紀彦ほか：【創傷のデブリードマン】特殊な創傷のデブリードマン(1)褥瘡のデブリードマン．形成外科．**61**(6)：676-684, 2018.
4) 井田夕紀子，松村 一：【創傷のデブリードマン】特殊な創傷のデブリードマン(1)水圧式ナイフを用いたデブリードマン．形成外科．**61**(6)：656-661, 2018.
5) 市岡 滋：【Advanced Wound Care の最前線】Wound bed preparation の新展開．PEPARS．**119**：52-60, 2016.
6) Spear, M.：Wet-to-dry dressing-evaluating the evidence. Plast Surg Nurs. **28**：92-95, 2008.
7) 三井秀也：無菌マゴット（無菌ウジムシ）による下肢重症虚血潰瘍患者の治療の1例—リポ PGE_1 製剤との併用．Angiology Frontier．**4**：243-247, 2005.
8) 宮本正章ほか：治療抵抗性壊疽に対するマゴットセラピー．皮膚病診療．**30**：1051-1060, 2008.
9) Argenta, L. C., Morykwas, M. J.：Vacuum-assisted closure：a new method for wound control and treatment：clinical experience. Ann Plast Surg. **38**(6)：563-576；discussion 577, 1997.
10) Morykwas, M. J., et al.：Vacuum-assisted closure：a new method for wound control and treatment：animal studies and basic foundation. Ann Plast Surg. **38**(6)：553-562, 1997.
11) Saxena, V., et al.：Vacuum-assisted closure：microdeformations of wound and cell proliferation. Plast Reconstr Surg. **114**(5)：1086-1096, 2004.
12) 小川 令：【Advanced Wound Care の最前線】これからの局所陰圧閉鎖療法．PEPARS．**126**：38-43, 2017.
13) Kiyokawa, K., et al.：New Continuous Negative-pressure and Irrigation Treatment for Infected Wounds and Intractable Ulcers. Plast Reconstr Surg. **120**：1257-1265, 2007.
14) 井野 康ほか：創内持続陰圧洗浄療法と局所陰圧閉鎖療法との組み合わせ治療の有用性について．創傷．**4**：163-169, 2013.
15) 日本医療機器テクノロジー協会 創傷被覆材部会：創傷被覆・保護材等一覧（2018年4月1日改定27版）．https://img01.ace-cms.jp/usr/jspu-kyusyu/img/180511151211.pdf（アクセス日：2018年6月20日）
16) 日本皮膚科学会：創傷・褥瘡・熱傷ガイドライン-1：創傷一般ガイドライン．日皮会誌．**127**(8)：1659-1687, 2017.

ピン・ボード

第33回日本眼窩疾患シンポジウム

会　期：2018年9月8日（土）
会　場：上野精養軒
　　　　〒110-8715　東京都台東区上野公園4-58
　　　　TEL：03-3821-2181（代）
会　長：村上　正洋（日本医科大学武蔵小杉病院眼科　眼形成外科）
テーマ：特技からの脱却―教育と標準化
特別公演：「眼窩眼瞼疾患のシミュレーション外科」
　　　　香川大学医学部形成外科学講座　教授
　　　　　　　　　　　　　　　　　　永竿智久先生
　　　　日本医科大学千葉北総病院形成外科　教授
　　　　　　　　　　　　　　　　　　秋元正宇先生
演題募集：2018年3月1日（木）～5月1日（火）
事前登録：2018年3月1日（木）～7月31日（火）
会　費：事前登録：7000円
　　　　当日登録：8000円
　　　　懇親会：5000円
連絡先：〒211-8533　川崎市中原区小杉町1-396
　　　　日本医科大学武蔵小杉病院眼科　眼形成外科
　　　　担当：村上・高村（学会秘書）
　　　　TEL：044-733-5181（内線3190）
　　　　E-mail：jsod2018@nms.ac.jp
　　　　HP：http://jsod2018.com/

第30回日本眼瞼義眼床手術学会

日　時：2019年2月16日（土）
会　長：今川幸宏（大阪回生病院眼科）
会　場：メルパルク大阪
　　　　〒532-0003　大阪市淀川区宮原4丁目2-1
　　　　TEL：06-6350-2111　FAX：06-6350-2117
テーマ：「機能美と形態美の融合」
HP：http://convention.jtbcom.co.jp/gigan30/index.html
事務局：
　　　　大阪回生病院眼科
　　　　〒532-0003　大阪市淀川区宮原1丁目6-10
運営事務局：
　　　　株式会社JTBコミュニケーションデザイン
　　　　ミーティング＆コンベンション事業部
　　　　〒530-0001　大阪市北区梅田3-3-10　梅田ダイビル4F
　　　　TEL：06-6348-1391　FAX：06-6456-4105
　　　　E-mail：gigan30@jtbcom.co.jp

第36回日本頭蓋顎顔面外科学会学術集会

テーマ：形態　機能　そして　美
会　期：2018年10月11日（木）・12日（金）
会　長：山本　有平（北海道大学形成外科教授）
Ｈ　Ｐ：jscmfs2018.jp
会　場：京王プラザホテル札幌
　　　　〒060-0005　札幌市中央区北5条西7丁目2-1
　　　　TEL：011-271-0111　FAX：011-271-1488
プログラム：
　　　　・理事長・会長講演
　　　　・特別講演
　　　　・教育講演
　　　　・教育パネルディスカッション
　　　　・一般演題
　　　　　　　　　　　　　　他（予定）
演題登録受付：2018年3月30日（金）～5月15日（火）
　　　　※詳細はHPをご覧ください．
事務局：北海道大学医学部形成外科
　　　　〒060-8638　札幌市北区北15条西7丁目
　　　　TEL：011-706-6978　FAX：011-706-7827
　　　　E-mail：jscmfs2018@prs-hokudai.jp

好評書籍

絵でみる 最新足診療 エッセンシャルガイド

編集 帝京大学教授 **高尾 昌人**

B5判・274頁　定価（本体価格 7,000 円＋税）

足の専門医・専門家が、足の診療にかかわる様々な分野の方々にお届けする、『Standard』『New trends』そして『Author's recommendation』。多彩なイラストで、図表を辿るだけでもわかりやすい内容となるようまとめられた一冊。

＜主な項目＞

1．「足」を診る
足の構造とはたらき／歩くことの意義と理想的な歩行／これだけはやるべき問診・視診・触診のコツ／画像診断のポイント（スタンダードな診断法からニュートレンドまで）／内視鏡（関節鏡）の応用／足の異常が身体の他の部位におよぼす影響／足の診療へのバイオメカニクスの応用

2．「足」を治す
＜日常診療でよくみる足関節・足部の外傷＞
靱帯損傷／骨軟骨損傷／アキレス腱断裂／その他の腱の外傷／足関節果部骨折／踵骨骨折／ピロン骨折／リスフラン関節・ショパール関節の外傷／中足部・前足部の外傷／疲労骨折
＜日常診療でよくみる足関節・足部の障害＞
外反母趾と内反小趾／成人の扁平足障害／変形性関節症／過剰骨障害／アキレス腱障害／足底腱膜炎／リウマチ足／末梢神経障害／先天性足部障害／骨・軟部腫瘍／皮膚の障害／爪の障害
＜特徴からみた足の障害＞
子どもに多くみられる足の障害／女性に多くみられる足の障害／スポーツ選手に多くみられる足の障害

3．予防とケア
靴による足の障害と靴の正しい選びかた（① 靴による足の障害 ② 靴の正しい選びかた（シューフィッティング）／インソールと足の装具／足の切断を回避するためには（糖尿病足）

全日本病院出版会　〒113-0033 東京都文京区本郷 3-16-4　Tel：03-5689-5989
http://www.zenniti.com　Fax：03-5689-8030

「使える皮弁術―適応から挙上法まで― 上・下巻」

編集／慶應義塾大学教授　中島　龍夫
　　　日本医科大学教授　百束　比古

B5判　オールカラー　定価各（本体価格 12,000 円＋税）

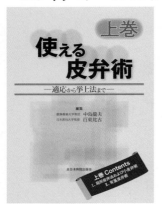

▽皮弁外科の第一線で活躍するエキスパートが豊富なイラストや写真で本当に「使える」皮弁術を詳しく解説！

▽「局所皮弁法および小皮弁術」、「有茎皮弁術」、「遊離皮弁術」、「特殊な概念の皮弁術・新しい方法」の4部に分けて、わかりやすくまとめました！

是非、手にお取りください！！

目次

上巻　188頁

Ⅰ．局所皮弁法および小皮弁術
Z 形成術とその理論―planimetric Z plasty を含めて―
皮膚欠損修復に有用な幾何学的局所皮弁法
正方形法と square flap principle
眼瞼、頬部再建に有用な局所皮弁
逆行性顔面動脈皮弁―特に外鼻、口唇の再建―
SMAP 皮弁―顔面再建―
美容外科で用いる局所皮弁
唇裂手術に有用な局所皮弁・皮下茎皮弁
手・指の再建に有用な皮弁
皮下茎皮弁の適応―体幹四肢の再建―
Central axis flap method―multilobed propeller flap, scar band rotation flap, pin-wheel flap―
舌弁の適応と作成法

Ⅱ．有茎皮弁術
大胸筋皮弁―頭頸部再建―
後頭頸部皮弁　Occipito-Cervico(OC) flap
SCAP(superficial cervical artery perforator) 皮弁―頭頸部再建　遊離皮弁の可能性も含めて―
鎖骨上皮弁―頸部再建―
DP 皮弁・僧帽筋皮弁―頸部再建―
広背筋皮弁
有茎腹直筋皮弁―乳房・胸壁・会陰部・骨盤腔の再建―
SEPA 皮弁―男性外陰部再建など―
殿溝皮弁(Gluteal fold flap)
大殿筋穿通枝皮弁―仙骨部再建―
VAF を利用した大腿部皮弁―鼠径外陰部再建―
大腿二頭筋皮弁―坐骨部褥瘡再建―
遠位茎腓腹皮弁による下腿・足再建
内側足底皮弁―踵再建―
DP 皮弁―頭頸部再建―

下巻　192頁

Ⅲ．遊離皮弁術
前外側大腿皮弁―anterolateral thigh flap；ALT 皮弁―鼠径皮弁
浅腸骨回旋動脈穿通枝皮弁(superficial circumflex iliac artery perforator flap；SCIP flap)
肩甲下動脈皮弁―肩甲皮弁，広背筋皮弁，肩甲骨弁，肋骨弁―
TAP 皮弁
腹直筋皮弁
DIEP flap
S-GAP flap (上殿動脈穿通枝皮弁)・I-GAP (下殿動脈穿通枝皮弁)
前腕皮弁
内側腓腹筋穿通枝皮弁
腓骨穿通枝皮弁と腓骨弁
足・足趾からの遊離皮弁

Ⅳ．特殊な概念の皮弁術・新しい方法
瘢痕皮弁　Scar(red) flap
キメラ型移植術による頭頸部再建
穿通枝スーパーチャージング超薄皮弁
穿通枝茎プロペラ皮弁法―The Perforator Pedicled Propeller(PPP) Flap Method―
穿通枝皮弁 と supermicrosurgery
プレファブ皮弁―血管束移植皮弁と組織移植皮弁―
顔面神経麻痺の機能再建(1)　側頭筋移行術
顔面神経麻痺の機能再建(2)　薄層前鋸筋弁
機能再建―有茎肋骨付き広背筋皮弁を用いた上腕の機能再建―
皮弁による上眼瞼の機能再建
内胸動脈第3肋間穿通枝と胸肩峰動脈の吻合を利用した大胸筋皮弁
Expanded-prefabricated flap
VAF と V-NAF
拡大大殿筋皮弁

(株)全日本病院出版会

〒113-0033　東京都文京区本郷 3-16-4
TEL：03-5689-5989　FAX：03-5689-8030
http://www.zenniti.com

好評書籍

複合性局所疼痛症候群（CRPS）をもっと知ろう
―病態・診断・治療から後遺障害診断まで―

編集　堀内行雄（川崎市病院事業管理者）

日常診療で鑑別に頭を悩ませたことはありませんか？

治療に難渋する「痛み」を伴うCRPSの"今"をわかりやすくまとめました．診断や治療にとどまらず、後遺障害診断や類似疾患まで網羅！早期診断・早期治療のための必読書です！！

オールカラー　B5判　130頁　定価（本体価格　4,500円＋税）

<目次>
Ⅰ．病　態
　CRPS：疾患概念の変遷と最新の研究動向
Ⅱ．診　断
　CRPS診断の実際―判定指標と診療方針の概論―
　CRPSの画像診断―BMD計測およびMRSによる診断―
Ⅲ．治　療
　早期CRPSの考え方とその対策―超早期ステロイド療法の実際を含めて―
　CRPS様症状を訴える患者への精神科的アプローチ―鑑別診断も含めて―
　CRPSの薬物療法―病状，病期による薬物の選択―
　CRPSに対する漢方治療の実際
　CRPSのペインクリニックにおける治療―早期治療と慢性疼痛対策―
　温冷交代浴の理論と実際
　CRPSに対するリハビリテーションの実際
　CRPS typeⅡの手術療法
　CRPSに対する手術治療―病態別治療と生体内再生治療―
Ⅳ．後遺障害
　CRPSの後遺障害診断―留意点とアドバイス―
Ⅴ．関連・類似疾患
　採血による末梢神経損傷とCRPS
　ジストニアの診断と治療
　線維筋痛症（機能性疼痛・中枢機能障害性疼痛）の診断と治療，診断書記載

全日本病院出版会　〒113-0033　東京都文京区本郷3-16-4　Tel:03-5689-5989
　　　　　　　　　　http://www.zenniti.com　　　　　　　　　Fax:03-5689-8030

FAXによる注文・住所変更届け

改定：2015年1月

　毎度ご購読いただきましてありがとうございます．
　読者の皆様方に小社の本をより確実にお届けさせていただくために，FAXでのご注文・住所変更届けを受けつけております．この機会に是非ご利用ください．

◇ご利用方法
　FAX専用注文書・住所変更届けは，そのまま切り離してFAX用紙としてご利用ください．また，注文の場合手続き終了後，ご購入商品と郵便振替用紙を同封してお送りいたします．**代金が5,000円をこえる場合，代金引換便とさせて頂きます．**その他，申し込み・変更届けの方法は電話，郵便はがきも同様です．

◇代金引換について
　本の代金が5,000円をこえる場合，代金引換とさせて頂きます．配達員が商品をお届けした際に，現金またはクレジットカード・デビットカードにて代金を配達員にお支払い下さい（本の代金＋消費税＋送料）．（※年間定期購読と同時に5,000円をこえるご注文を頂いた場合は代金引換とはなりません．郵便振替用紙を同封して発送いたします．代金後払いという形になります．送料は定期購読を含むご注文の場合は頂きません）

◇年間定期購読のお申し込みについて
　年間定期購読は，1年分を前金で頂いておりますため，代金引換とはなりません．郵便振替用紙を本と同封または別送いたします．送料無料，また何月号からでもお申込み頂けます．
　毎年年末，次年度定期購読のご案内をお送りいたしますので，定期購読更新のお手間が非常に少なく済みます．

◇住所変更届けについて
　年間購読をお申し込みされております方は，その期間中お届け先が変更します際，必ずご連絡下さいますようよろしくお願い致します．

◇取消，変更について
　取消，変更につきましては，お早めにFAX，お電話でお知らせ下さい．
　返品は，原則として受けつけておりませんが，返品の場合の郵送料はお客様負担とさせていただきます．その際は必ず小社へご連絡ください．

◇ご送本について
　ご送本につきましては，ご注文がありましてから約1週間前後とみていただきたいと思います．お急ぎの方は，ご注文の際にその旨をご記入ください．至急送らせていただきます．2〜3日でお手元に届くように手配いたします．

◇個人情報の利用目的
　お客様から収集させていただいた個人情報，ご注文情報は本サービスを提供する目的（本の発送，ご注文内容の確認，問い合わせに対しての回答等）以外には利用することはございません．

　その他，ご不明な点は小社までご連絡ください．

株式会社 全日本病院出版会
〒113-0033 東京都文京区本郷3-16-4-7F
電話03(5689)5989　FAX03(5689)8030　郵便振替口座 00160-9-58753

FAX 専用注文書

形成・皮膚 1808　　年　月　日

○印	PEPARS	定価(税込)	冊数
	2018年1月～12月定期購読(No. 133～144；年間12冊)(送料弊社負担)	41,256円	
	PEPARS No. 135　ベーシック&アドバンス 皮弁テクニック 増大号	5,616円	
	PEPARS No. 123　実践！よくわかる縫合の基本講座 増大号	5,616円	
	バックナンバー(号数と冊数をご記入ください) No.		

○印	Monthly Book Derma.	定価(税込)	冊数
	2018年1月～12月定期購読(No. 265～277；年間13冊)(送料弊社負担)	40,932円	
	MB Derma. No. 268　これが皮膚科診療スペシャリストの目線！診断・検査マニュアル 増刊号	6,048円	
	MB Derma. No. 262　再考！美容皮膚診療 増大号	5,184円	
	バックナンバー(号数と冊数をご記入ください) No.		

○印	瘢痕・ケロイド治療ジャーナル		
	バックナンバー(号数と冊数をご記入ください) No.		

○印	書籍	定価(税込)	冊数
	ケロイド・肥厚性瘢痕 診断・治療指針 2018 新刊	4,104円	
	甲状腺専門・伊藤病院がおくる　ヨウ素制限食レシピ 新刊	1,728円	
	イラストからすぐに選ぶ 漢方エキス製剤処方ガイド	5,940円	
	実践アトラス 美容外科注入治療　改訂第2版	9,720円	
	伊藤病院ではこう診る！甲状腺疾患超音波アトラス	5,184円	
	化粧医学—リハビリメイクの心理と実践—	4,860円	
	ここからスタート！眼形成手術の基本手技	8,100円	
	Non-Surgical 美容医療超実践講座	15,120円	
	ここからスタート！睡眠医療を知る—睡眠認定医の考え方—	4,860円	
	カラーアトラス 爪の診療実践ガイド	7,776円	
	そこが知りたい 達人が伝授する日常皮膚診療の極意と裏ワザ	12,960円	
	創傷治癒コンセンサスドキュメント—手術手技から周術期管理まで—	4,320円	

○	書名	定価	冊数	○	書名	定価	冊数
	複合性局所疼痛症候群(CRPS)をもっと知ろう	4,860円			カラーアトラス 乳房外 Paget 病—その素顔—	9,720円	
	スキルアップ！ニキビ治療実践マニュアル	5,616円			超アトラス眼瞼手術	10,584円	
	見落とさない！見間違えない！この皮膚病変	6,480円			イチからはじめる 美容医療機器の理論と実践	6,480円	
	図説 実践手の外科治療	8,640円			アトラスきずのきれいな治し方 改訂第二版	5,400円	
	使える皮弁術　上巻	12,960円			使える皮弁術　下巻	12,960円	
	匠に学ぶ皮膚科外用療法	7,020円			腋臭症・多汗症治療実践マニュアル	5,832円	
	多血小板血漿(PRP)療法入門	4,860円			目で見る口唇裂手術	4,860円	

お名前　フリガナ　　　　　　　　　㊞　　　診療科

ご送付先　〒　－　　　□自宅　□お勤め先

電話番号　　　　　　　　　□自宅　□お勤め先

バックナンバー・書籍合計 5,000円以上のご注文は代金引換発送になります

—お問い合わせ先—
㈱全日本病院出版会営業部
電話 03(5689)5989
FAX 03(5689)8030

FAX 03-5689-8030
全日本病院出版会行

年　月　日

住所変更届け

お名前	フリガナ	
お客様番号		毎回お送りしています封筒のお名前の右上に印字されております8ケタの番号をご記入下さい。
新お届け先	〒　　　　都道府県	
新電話番号	（　　　）	
変更日付	年　月　日より	月号より
旧お届け先	〒	

※ 年間購読を注文されております雑誌・書籍名に✓を付けて下さい。
- ☐ Monthly Book Orthopaedics（月刊誌）
- ☐ Monthly Book Derma.（月刊誌）
- ☐ 整形外科最小侵襲手術ジャーナル（季刊誌）
- ☐ Monthly Book Medical Rehabilitation（月刊誌）
- ☐ Monthly Book ENTONI（月刊誌）
- ☐ PEPARS（月刊誌）
- ☐ Monthly Book OCULISTA（月刊誌）

FAX 03-5689-8030
全日本病院出版会行

好評書籍のご案内

カラーアトラス
乳房外Paget病
―その素顔―

著者：熊野公子、村田洋三
　　　（兵庫県立がんセンター）

目 次
- 第Ⅰ章　乳房外 Paget 病と serendipity の世界
- 第Ⅱ章　乳房外 Paget 病の興味深い基礎知識
- 第Ⅲ章　乳房外 Paget 病の素顔に出会う術
- 第Ⅳ章　男性の外陰部乳房外 Paget 病の臨床パターン
- 第Ⅴ章　女性の外陰部乳房外 Paget 病の臨床パターン
- 第Ⅵ章　発生学から乳房外 Paget 病を俯瞰する：多様な皮疹形態の統一的理解
- 第Ⅶ章　外陰部以外の乳房外 Paget 病の特徴
- 第Ⅷ章　稀に出会う興味深い症例
- 第Ⅸ章　乳房外 Paget 病の鑑別診断
- 第Ⅹ章　乳房外 Paget 病の手術治療の進め方
- 第Ⅺ章　進行期の乳房外 Paget 病の話題

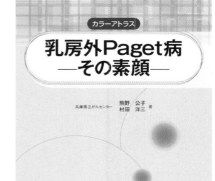

B5 判　オールカラー　252 ページ
9,720 円（本体価格 9,000 円＋税）
ISBN：978-4-86519-212-4 C3047

乳房外 Paget 病とは何か？　謎に満ちたこの腫瘍の臨床的課題に長年にわたって全力をあげて取り組み、数々の画期的業績を上げてこられた著者らが待望の書籍を刊行した。臨床に即した実践的内容の書物であるが、最近はやりの安直・マニュアル本とはまったく異なる。本書は乳房外 Paget 病を扱いながらも、その思想は広く医療の全般に通底する。皮膚腫瘍学のみでなく、臨床医学の思考能力を深め、実践的力量を高めるうえで必読の名著である。

（斎田俊明先生ご推薦文より抜粋）

本書は熊野公子、村田洋三の名コンビによるおそらく世界初の、Paget 病に関する総説単行本である。
最近は EBM(Evidenced Based Medicine) という言葉がはやりだが、私（大原）は文献報告を渉猟・集積しただけでは真の EBM ではないと考えている。本書のように、長年にわたる多数例を自らが経験すればこそ、そのなかから普遍的な真理が演繹的に導き出されるのである。
両先生のライフワークである本書の完成を心から喜ぶものである。

（大原國章先生ご推薦文より抜粋）

全日本病院出版会
〒113-0033　東京都文京区本郷 3-16-4
Tel:03-5689-5989　　Fax:03-5689-8030
http://www.zenniti.com

PEPARS

2007 年
- No. 14 縫合の基本手技 増大号
  編集／山本有平

2011 年
- No. 51 眼瞼の退行性疾患に対する眼形成外科手術 増大号
  編集／村上正洋・矢部比呂夫

2012 年
- No. 62 外来で役立つ にきび治療マニュアル
  編集／山下理絵
- No. 71 血管腫・血管奇形治療マニュアル
  編集／佐々木 了

2013 年
- No. 75 ここが知りたい！顔面の Rejuvenation
  ―患者さんからの希望を中心に― 増大号
  編集／新橋 武
- No. 78 神経修復法―基本知識と実践手技―
  編集／柏 克彦
- No. 79 褥瘡の治療 実践マニュアル
  編集／梶川明義
- No. 80 マイクロサージャリーにおける
  合併症とその対策
  編集／関堂 充
- No. 81 フィラーの正しい使い方と合併症への対応
  編集／征矢野進一
- No. 82 創傷治療マニュアル
  編集／松崎恭一
- No. 84 乳房再建術 update
  編集／酒井成身

2014 年
- No. 85 糖尿病性足潰瘍の局所治療の実践
  編集／寺師浩人
- No. 86 爪―おさえておきたい治療のコツ―
  編集／黒川正人
- No. 87 眼瞼の美容外科 手術手技アトラス 増大号
  編集／野平久仁彦
- No. 88 コツがわかる！形成外科の基本手技
  ―後期臨床研修医・外科系医師のために―
  編集／上田晃一
- No. 89 口唇裂初回手術
  ―最近の術式とその中期的結果―
  編集／杠 俊介
- No. 91 イチから始める手外科基本手技
  編集／高見昌司
- No. 92 顔面神経麻痺の治療 update
  編集／田中一郎
- No. 93 皮弁による難治性潰瘍の治療
  編集／亀井 譲
- No. 95 有茎穿通枝皮弁による四肢の再建
  編集／光嶋 勲
- No. 96 口蓋裂の初回手術マニュアル
  ―コツと工夫―
  編集／土佐泰祥

2015 年
- No. 97 陰圧閉鎖療法の理論と実際
  編集／清川兼輔
- No. 98 臨床に役立つ 毛髪治療 update
  編集／武田 啓
- No. 99 美容外科・抗加齢医療
  ―基本から最先端まで― 増大号
  編集／百束比古
- No. 100 皮膚外科のための
  皮膚軟部腫瘍診断の基礎 臨時増大号
  編集／林 礼人
- No. 101 大腿部から採取できる皮弁による再建
  編集／大西 清
- No. 103 手足の先天異常はこう治療する
  編集／福本恵三
- No. 104 これを読めばすべてがわかる！骨移植
  編集／上田晃一
- No. 105 鼻の美容外科
  編集／菅原康志
- No. 106 thin flap の整容的再建
  編集／村上隆一
- No. 107 切断指再接着術マニュアル
  編集／長谷川健二郎
- No. 108 外科系における PC 活用術
  編集／秋元正宇

2016 年
- No. 109 他科に学ぶ形成外科に必要な知識
  ―頭部・顔面編―
  編集／吉本信也
- No. 110 シミ・肝斑治療マニュアル
  編集／山下理絵
- No. 111 形成外科領域におけるレーザー・光・
  高周波治療 増大号
  編集／河野太郎
- No. 112 顔面骨骨折の治療戦略
  編集／久徳茂雄
- No. 113 イチから学ぶ！頭頸部再建の基本
  編集／橋川和信

バックナンバー一覧

No. 114	手・上肢の組織損傷・欠損 治療マニュアル 編集/松村 一
No. 115	ティッシュ・エキスパンダー法 私の工夫 編集/梶川明義
No. 116	ボツリヌストキシンによる美容治療 実践講座 編集/新橋 武
No. 117	ケロイド・肥厚性瘢痕の治療 —我が施設(私)のこだわり— 編集/林 利彦
No. 118	再建外科で初心者がマスターすべき10皮弁 編集/関堂 充
No. 119	慢性皮膚潰瘍の治療 編集/館 正弘
No. 120	イチから見直す植皮術 編集/安田 浩

2017 年

No. 121	他科に学ぶ形成外科に必要な知識 —四肢・軟部組織編— 編集/佐野和史
No. 122	診断に差がつく皮膚腫瘍アトラス 編集/清澤智晴
No. 123	実践！よくわかる縫合の基本講座 【増大号】 編集/菅又 章
No. 124	フェイスリフト 手術手技アトラス 編集/倉片 優
No. 125	ブレスト・サージャリー 実践マニュアル 編集/岩平佳子
No. 126	Advanced Wound Care の最前線 編集/市岡 滋
No. 127	How to 局所麻酔＆伝達麻酔 編集/岡崎 睦
No. 128	Step up! マイクロサージャリー —血管・リンパ管吻合，神経縫合応用編— 編集/稲川喜一
No. 129	感染症をもっと知ろう！ —外科系医師のために— 編集/小川 令
No. 130	実践リンパ浮腫の治療戦略 編集/古川洋志

| No. 131 | 成長に寄り添う私の唇裂手術
編集/大久保文雄 |
| No. 132 | 形成外科医のための皮膚病理講座にようこそ
編集/深水秀一 |

2018 年

No. 133	頭蓋顎顔面外科の感染症対策 編集/宮脇剛司
No. 134	四肢外傷対応マニュアル 編集/竹内正樹
No. 135	ベーシック＆アドバンス皮弁テクニック 【増大号】 編集/田中克己
No. 136	機能に配慮した頭頸部再建 編集/櫻庭 実
No. 137	外陰部の形成外科 編集/橋本一郎
No. 138	"安心・安全"な脂肪吸引・脂肪注入マニュアル 編集/吉村浩太郎
No. 139	義眼床再建マニュアル 編集/元村尚嗣

各号定価 3,000 円＋税．ただし，増大号のため No. 14, 51, 75, 87, 99, 100, 111 は定価 5,000 円＋税．No. 123, 135 は 5,200 円＋税．
在庫僅少品もございます．品切の場合はご容赦ください．

（2018 年 8 月現在）

本頁に掲載されていないバックナンバーにつきましては，弊社ホームページ（http://www.zenniti.com）をご覧下さい．

全日本病院出版会　｜ 検索 ｜ click

全日本病院出版会 公式 twitter 始めました！

弊社の書籍・雑誌の新刊情報，または好評書のご案内を中心に，タイムリーな情報を発信いたします．
全日本病院出版会公式アカウント（@zenniti_info）を是非ご覧下さい！！

2019 年 年間購読 受付中！
年間購読料　41,256 円（消費税 8％込）（送料弊社負担）
（通常号 11 冊，増大号 1 冊：合計 12 冊）

次号予告

戦略としての切断術

No.141（2018年9月号）

編集／寿泉堂綜合病院形成外科主任部長　上田和毅

義足・義手のリハビリテーション 　から見た切断術………………	田中	洋平ほか
歩行運動解析から見た切断………	赤居	正美
義肢装具の可能性………………	陳	隆明
足部切断術………………………	寺師	浩人
下腿部切断術……………………	宮﨑	春野ほか
大腿部切断術……………………	北村	成紀
股関節離断術……………………	渡邉	英明
断端形成術………………………	上田	和毅
褥瘡に対する下肢切断術の適応…	館	正弘

編集顧問：栗原邦弘　中島龍夫
　　　　　百束比古　光嶋　勲
編集主幹：上田晃一　大阪医科大学教授
　　　　　大慈弥裕之　福岡大学教授

No. 140　編集企画：
　　大浦紀彦　杏林大学教授

PEPARS　No. 140
2018年8月10日発行（毎月1回10日発行）
　　定価は表紙に表示してあります．
Printed in Japan

Ⓒ ZEN・NIHONBYOIN・SHUPPANKAI, 2018

発行者　末　定　広　光
発行所　株式会社　全日本病院出版会
〒113-0033 東京都文京区本郷3丁目16番4号
　　　電話（03）5689-5989　Fax（03）5689-8030
　　　郵便振替口座 00160-9-58753

印刷・製本　三報社印刷株式会社　　電話（03）3637-0005
広告取扱店　 ㈱日本医学広告社　　　電話（03）5226-2791

- 本誌に掲載する著作物の複製権・翻訳権・上映権・譲渡権・公衆送信権（送信可能化権を含む）は株式会社全日本病院出版会が保有します．
- JCOPY ＜(社)出版者著作権管理機構　委託出版物＞
  本誌の無断複写は著作権法上での例外を除き禁じられています．複写される場合は，そのつど事前に，(社)出版者著作権管理機構（電話 03-3513-6969, FAX 03-3513-6979, e-mail: info@jcopy.or.jp）の許諾を得てください．
- 本誌をスキャン，デジタルデータ化することは複製に当たり，著作権法上の例外を除き違法です．代行業者等の第三者に依頼して同行為をすることも認められておりません．